Bettina M. Jasper



# Buchstabensalat und Bierdeckel-Lauf

## 51 unterhaltsame Gruppenspiele für mehr körperliche und geistige Fitness

Vless Verlag

Unter dem Titel "Spiel und Bewegung im MAT-Kurs" sind einzelne Spielideen in *GEISTIG FIT*, der Mitgliederzeitschrift der Gesellschaft für Gehirntraining e.V. abgedruckt.

Deutsche Bibliothek-CIP Einheitsaufnahme

Jasper, Bettina M.: Buchstaben-Salat und Bierdeckel-Lauf, 51 unterhaltsame Gruppenspiele für mehr körperliche und geistige Fitness/Bettina M. Jasper
Ebersberg, Vless Verlag, 2002
ISBN:3-88562-099-5

Gestaltung: Friederike Sturm
Fotos: f/64


ISBN 3-88562-099-5

# Inhaltsverzeichnis

# Vorwort

Das vorliegende Buch ist eine Sammlung von Spiel- und Bewegungsideen für Gruppen. Die Vorschläge richten sich an LeiterInnen von Kursen im Bereich des geistigen Trainings ebenso wie an ÜbungsleiterInnen, bei denen die sportliche Bewegung im Mittelpunkt der Gruppenaktivität steht.
Bereits seit 1994 veröffentlicht die Zeitschrift *GEISTIG FIT* regelmäßig unter der Rubrik “Spiel und Bewegung im MAT-Kurs” entsprechende Beiträge. Mit dieser Sammlung in Buchform sollen nun die Ideen kompakt greifbar und der Einsatz einzelner Spiele und Übungen in Gehirntrainingskursen für die TrainerInnen erleichtert werden. Außerdem ist es das Ziel, über den Kreis der LeserInnen von *GEISTIG FIT* hinaus den Gedanken von Spiel und Bewegung für weitere Zielgruppen zugänglich zu machen.

Denken und Bewegen gehören im Sinn von Ganzheitlichkeit untrennbar zusammen. Wer den ungezählten Fitness-Trends folgt, läuft Gefahr, vor lauter Körperlichkeit den Geist zu vernachlässigen. Wer dagegen Fitness richtig als etwas Umfassendes betrachtet, kann nicht umhin, den mentalen Aspekt mit einzubeziehen. Umgekehrt kann es passieren, dass Menschen mit intensivem Kopftraining völlig vergeistigen und ihre Kapazitäten nicht voll ausnutzen, wenn sie die positiven Einflüsse der Bewegung auf das Denken nicht nutzen. *Geistig fit* zu sein und zu bleiben, erfordert regelmäßiges Training in beiden Bereichen. Dieses Buch will Anregungen dazu geben, in das Training den spielerischen Aspekt einzubeziehen.

“Wer den Spieltrieb kennt, weiß, welcher Zauber ihm innewohnt.” So beschrieb einst Gerhart Hauptmann das Phänomen, das mehr oder weniger in jedem Menschen steckt, das uns aber oft im Erwachsenendasein Stück für Stück verloren geht.

Bettina M. Jasper

# Einführung

GruppenleiterInnen stehen permanent vor großen Herausforderungen. Sie gehen meist mit heterogenen Gruppen um und wollen oder müssen ihr Programm so gestalten, dass für alle TeilnehmerInnen immer etwas Attraktives dabei ist. Kreativität und Fantasie sind gefragt, wenn ein vielseitiges und abwechslungsreiches Programm komponiert werden soll. Die nachfolgenden Vorschläge sollen einzelne Bausteine zur Gestaltung von Gruppenstunden bilden.

Die Spiel- und Übungsformen sind in unterschiedlichen Zusammenhängen entstanden und erprobt. Sie wurden über viele Jahre gesammelt und zum großen Teil eingesetzt in Gehirntrainingskursen und –veranstaltungen mit verschiedenen Altersgruppen, aber ausschließlich mit Erwachsenen. Hier kamen die Teilnehmenden immer mit dem Hauptgedanken, geistig trainieren zu wollen. Spiel und Bewegung spielten für sie oft eine untergeordnete Rolle. Vielfach mussten sie erst überzeugt werden, dass körperliche Betätigung großen Einfluss auf die geistige Leistungsfähigkeit hat. In solchen Fällen hat der Spielcharakter oft geholfen, die Hürden zu überwinden und Menschen ohne Sportbiografie an Bewegung heranzuführen.
Der andere Erfahrungsbereich in der Entstehungsgeschichte der Praxisvorschläge aus diesem Buch ist der Sport. Hier waren es immer wieder bewegungserfahrene Erwachsene, denen in Veranstaltungen die Verbindung mit geistiger Tätigkeit aufgezeigt und konkrete Möglichkeiten mentalen Trainings vermittelt werden sollten. Dabei lag die Schwierigkeit oft darin, den Wunsch nach hoher körperlicher Belastung in den Hintergrund zu drängen, effektive Bewegungen für den Geist aufzuzeigen, die meist nicht dem Bedürfnis entsprechen, sich körperlich zu verausgaben.
Um so wichtiger ist es, dass die Gruppenleitung immer konkret aufzeigt und erklärt, warum welche Übung wie durchgeführt wird. Dies gilt insbesondere bei Spielen. Selbstverständlich dürfen und sollen Spiele Spaß machen. Spielen wird in seinem Ursprung zwar definiert als zweckfreies Tun, aber wenn Spiele in Kursen eingesetzt werden, verfolgt die Gruppenleitung in der Regel ein konkretes Ziel damit. Dieses sollte sie den Teilnehmenden verdeutlichen. Die

Teilnehmenden kommen meist aus einem bestimmten Grund in einen Kurs, haben konkrete Erwartungen, die sie erfüllt sehen möchten. Ein Kurs sollte nicht nur unterhaltsam sein, sondern in erster Linie bestimmte Inhalte vermitteln. Deshalb sollte beim Spielen immer genau erläutert werden, welche Verbindung mit den übrigen Kursinhalten besteht, was mit dem Spiel erreicht werden soll. Solche Erklärungen unterstreichen außerdem die fachliche Kompetenz der GruppenleiterInnen.

Spiele sind eine ideale Möglichkeit, die Atmosphäre zu lockern, die Kontaktaufnahme untereinander zu erleichtern und Motivation zu schaffen. Sie nehmen den Übungen den belehrenden oder therapeutischen Charakter. Sie sollten aber immer einfühlsam dargebracht und mit Fingerspitzengefühl eingeführt werden. Eine Überleitung, die Herstellung eines thematischen Zusammenhangs, ist unerlässlich, damit sich die erwachsenen Gruppenmitglieder nicht veralbert vorkommen oder fürchten müssen, sich lächerlich zu machen. Nicht unvermittelt nach einer Übungsphase irgendein Spiel zu spielen, sondern Sinnzusammenhänge herzustellen, die Vorstellungskraft der Teilnehmenden zu fordern und eine harmonische Einbindung in eine Gruppenstunde zu erreichen, ist das Ziel. Wenn also z.B. das Spiel „Die Regenmacher" auf dem Programm steht, so ist der vorherige Blick aus dem Fenster unerlässlich und eine kurze wahre oder erfundene Geschichte oder Begebenheit kann auf einem Umweg auch an einem heißen Sommertag zum Regenmachen animieren.

Die dargestellten Praxisvorschläge sind ausdrücklich als <u>ein</u> Baustein in einer Gruppenstunde zu verstehen, der in ein vielseitiges Programm eingeflochten wird. Sie sind in keinem Fall als Stundenbilder zu sehen.
Die Beispiele in einem Spielvorschlag bieten meist Stoff für mehrere Gruppenstunden. Abhängig von der Zielgruppe, kommen immer nur einige der aufgeführten Vorschläge in Betracht. Die überall vorhandenen Veränderungsvorschläge sollen dazu anregen, in einer Stunde <u>eine</u> Form auszuprobieren, bei anderer Gelegenheit diese zu wiederholen und im Sinn der Veränderungsvorschläge langsam zu steigern oder neue Anreize zu setzen. Erst bei mehrfacher Wiederholung können Trainingseffekte eintreten. Deshalb sollten die Spiele nicht einfach der Reihe nach „abgehakt" werden.

Die dargestellten Veränderungsvorschläge sind keineswegs vollständig. Sie können ergänzt, variiert und zum Teil untereinander kombiniert werden. Sie sollen die GruppenleiterInnen, die mit diesem Buch arbeiten, dazu anregen, ihrer eigenen Kreativität freien Lauf zu lassen und – vielleicht gemeinsam mit ihren Gruppen – eigene Ideen zu entwickeln. Dann ergibt ein Thema, ein Spiel, Stoff für viele Gruppenstunden.
Die Gruppenleitung muss aus den Übungsmöglichkeiten eine Auswahl treffen, die sich an den körperlichen und geistigen Fähigkeiten der Teilnehmenden orientiert, aber auch an den gesamten Rahmenbedingungen.

Die für die Übungen erforderlichen Materialien sind alle ohne großen Kostenaufwand zu beschaffen und meist einfach herzustellen. Je nach Charakter einer Gruppe, kann die Herstellung von Geräten gemeinsam erfolgen und so einen zusätzlichen Akzent im Programm setzen, vor allem aber die Motivation zum späteren Einsatz des Materials erhöhen. Im Lauf der Zeit kann so ein ganzes Materialdepot entstehen. Sofern es sich um Haushaltsgegenstände handelt, die für eine Aktivität benötigt werden, sind in der Regel KursteilnehmerInnen gern bereit, etwas aus ihren Beständen mitzubringen (gleichzeitig eine Übung für das prospektive Gedächtnis!).

Bei der Zusammenstellung der Praxisvorschläge wurde davon ausgegangen, dass in der Regel ca. 12 Personen an einem Gehirntrainingskurs teilnehmen. Selbstverständlich gibt es auch kleinere und größere Gruppen. Die Beispiele sind dann entsprechend zu verändern.
Im Hinblick auf die Räumlichkeiten wurde davon ausgegangen, dass in der Regel ein Gruppen- bzw. Seminarraum genutzt wird mit ca. 30 bis 40 $m^2$. Bei manchen Bewegungsspielen besteht größerer Raumbedarf. In diesen Fällen ist es erfahrungsgemäß oft möglich, kurz ins Freie zu gehen und dort eine Bewegungsfläche zu finden oder ein Foyer, einen Nebenraum ... zu nutzen. Die Funktionalität des zur Verfügung stehenden Raums spielt ebenfalls eine große Rolle. Kleine mobile Tische und Stapelstühle geben bei der Gestaltung des Kursprogramms mehr Flexibilität als große, kompakte und schwere Möbelstücke, die nicht bewegt werden können.

Zusammenfassend ist zu erwähnen, dass erfahrungsgemäß selten etwas ganz genau so durchgeführt werden kann wie im Buch beschrieben. Dazu sind die Rahmenbedingungen und Einsatzbereiche zu verschieden. Flexibilität ist bei der Arbeit mit wechselnden Gruppen an unterschiedlichen Orten ständig gefragt. Da ist plötzlich der Raum anders als vorher angekündigt, seine Ausstattung nicht wie beschrieben, das gewünschte Material so nicht verfügbar usw. Doch GruppenleiterInnen sollten versuchen, diese Tatsache als Chance zu sehen, ihren Angeboten ihren ganz persönlichen Stempel aufzudrücken, sie individuell zu gestalten und zu ihren eigenen Inhalten zu machen.

# ...... 51 Spielvorschläge

# Buchstaben-Gehen

Dieses Spiel ist in erster Linie für gehfähige Gruppen gedacht und benötigt Bewegungsraum. Es eignet sich vor allen Dingen für den Einsatz in den ersten Kurseinheiten zum Kennenlernen der Namen. Bei gehunfähigen Gruppen bzw. nicht vorhandenem Bewegungsraum lassen sich aber Variationen finden. Trainiert werden vor allen Dingen Wahrnehmung und Informationsverarbeitung, zum Teil auch Merkspanne und Basis-Lern-Geschwindigkeit.

**Spielmaterial:** wird nicht benötigt.

**Spielregel:**

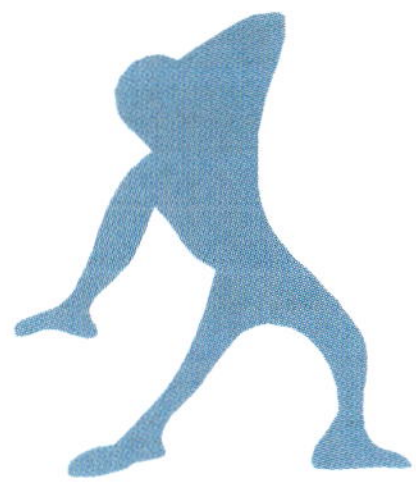

Es geht um die Darstellung von Buchstaben in der Fortbewegung und um deren Erkennen.
Die Gruppenleitung demonstriert zunächst die Übung, indem sie den Anfangsbuchstaben ihres eigenen Namens geht. Sie gibt damit die Gangart vor, abhängig vom Leistungsniveau der Gruppenmitglieder und den räumlichen Gegebenheiten. Sie nennt zuerst den Buchstaben und stellt ihn dann als Blockbuchstaben dar, indem sie auf einer gedachten Linie einen Fuß direkt vor den anderen setzt. Das Gehtempo sollte auf die Gruppe abgestimmt werden.

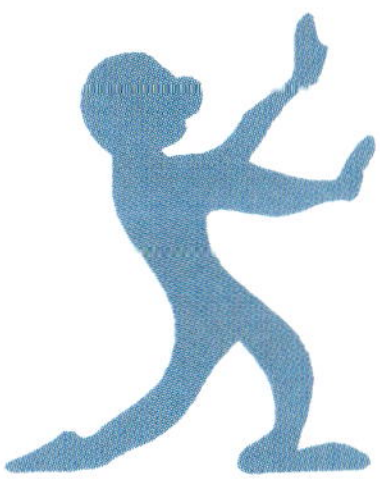

Danach sind die Gruppenmitglieder an der Reihe. Auf Ansage der Spielleitung sollen bestimmte Buchstaben gegangen werden – ein A, ein L, ein E usw., später auch die „runden“ Buchstaben wie B, C, D, S usw.

**Veränderungsmöglichkeiten:**

- Wie oben, aber ohne Ansage der Spielleitung. Jede(r) geht den Anfangsbuchstaben des eigenen Namens.
- Wie oben, aber zu Paaren. A geht einen Buchstaben, B muss ihn erraten.

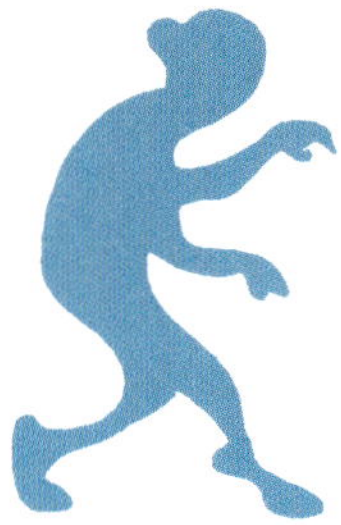

- Wie oben, einzeln, aber die Spielleitung sagt kurze Wörter an wie TOR, HAUS, BAUM usw. Die SpielerInnen gehen die Buchstaben nacheinander. Es wird verabredet, wie das Ende des einen und der Beginn eines neuen Buchstabens kenntlich gemacht wird, zum Beispiel durch kurzes Fußstampfen.
- Wie oben, aber wieder zu Paaren. A denkt sich ein kurzes Wort aus und geht dieses. B muss erraten, um welches Wort es sich handelt.
- Wie oben, aber es werden beliebige Buchstabenfolgen dargestellt, die der bzw. die PartnerIn erkennen und sich kurz merken soll.
- Wie oben, aber es werden nicht beliebige Wörter, sondern die Namen der jeweiligen SpielerInnen gegangen. Die Paare können sich - je nach Schwierigkeitsgrad und Länge der Namen - wahlweise für die Nach- oder Vornamen entscheiden.
- Geübte Gruppen können die Gangart wechseln, nicht mehr einen Fuß vor den anderen setzen, sondern größere Schritte machen, schneller gehen oder gar laufen. Dann wird deutlich mehr Bewegungsraum benötigt.
- An Stelle von Blockbuchstaben wird Schreibschrift – lateinische Buchstaben – benutzt. Damit lassen sich besonders Wörter und Namen in fließenden Bewegungen ohne Unterbrechungen gehen. Das gelingt aber nur geübten Gruppen, und es wird dazu noch mehr Platz zum Bewegen benötigt .
- Wie oben, aber es werden beliebige Buchstabenfolgen dargestellt, die der bzw. die PartnerIn erkennen und sich kurz merken soll.

# Becher-Ball

Dieses Spiel kennen viele TeilnehmerInnen bestimmt aus ihrer Kinderzeit. Damals wurde es einfach nur zum Spaß gespielt. Mit heutigem Wissen kann es gezielt eingesetzt werden als Training für's Gehirn. Die Koordination, insbesondere die Auge-Hand-Koordination, wird dabei speziell geübt. Bei einigen Variationen sind zusätzlich das Gleichgewicht und die Anpassung an eine(n) PartnerIn im Spiel.
Das Herstellen des Übungsmaterials ist zusätzlich eine feinmotorische Übung. Das Gerät animiert TeilnehmerInnen, ihr selbst hergestelltes Gerät auch zu Hause zu benutzen, d. h. es ergibt sich ein positiver Nebeneffekt im Sinn von „Hausaufgaben".
Das Spiel kann auch allein gespielt werden und ist außerdem auf kleinstem Raum ausführbar.

**Spielmaterial:**

wird am besten mit der Gruppe selbst hergestellt. Benötigt wird je Person

- ein Plastikbecher (großer Dickmilch- oder Buttermilchbecher oder kleiner Joghurtbecher),
- ein Ball, Vollgummi oder Schaumstoff (schwingt nicht so gut, eignet sich aber vor allem bei älteren motorisch ungeübten TeilnehmerInnen), passend zur Bechergröße,
- ein Stück Schnur, ca. 80 cm (abhängig von der Bechergröße),

außerdem

- ein Stichel zum Durchstechen der Bälle und der Becher sowie eine Schere zum Schneiden der Schnüre.

Für einige Variationen werden zusätzlich je Person zwei Tennisbälle benötigt.

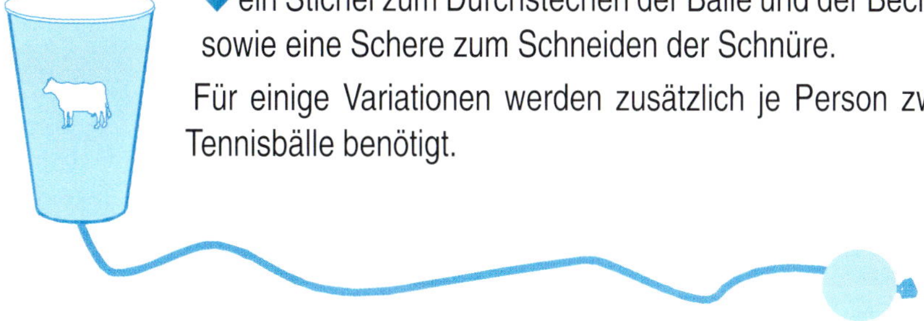

## Herstellung:

Zuerst wird in die Mitte des Becherbodens ein kleines Loch gebohrt, durch das die Schnur knapp hindurch passt. Die Schnur wird durch das Loch gezogen und an der Becher-Innenseite mehrfach verknotet, so dass der Knoten nicht hindurch rutschen kann. Am anderen Ende der Schnur wird ca. 10 cm vor dem Ende – abhängig vom Durchmesser des Balls - ein weiterer Knoten gemacht. Das verbleibende Stück Schnur wird durch den Ball gezogen - der zuvor mit entsprechendem Werkzeug durchbohrt wurde – und verknotet. Fertig ist der Becher-Ball. Die Schnur kann auch bewusst länger bemessen werden – dann ist es schwieriger, einen Treffer zu zu erzielen!

## Spielregel:

Alle TeilnehmerInnen spielen jeweils für sich. Der Becher wird mit einer Hand gehalten und so hin und her bewegt, dass die Schnur mit dem Ball schwingt. Aus dem Schwung heraus soll der Ball in die Höhe bewegt und mit dem Becher aufgefangen werden.

## Veränderungsmöglichkeiten:

- Wie oben, aber es sollen möglichst viele Treffer in einer bestimmten Zeit erzielt werden. Beginn und Ende werden von der Kursleitung angesagt. Wer fängt die meisten Bälle in einer Minute?
- Wie oben, aber in Mannschaften zu 4 bis 5 TeilnehmerInnen, die jeweils in Kreisaufstellung stehen. Im Sinn eines Staffelspiels beginnen alle Mannschaften auf ein entsprechendes Zeichen der Spielleitung hin. Gespielt wird im Uhrzeigersinn – Person A beginnt und versucht ihr Glück. Sobald sie einen Treffer erzielt hat, darf Person B anfangen zu probieren. Ist es ihr ebenfalls gelungen, den Ball im Becher aufzufangen, beginnt C möglichst schnell. Welche Mannschaft hat zuerst eine Runde geschafft?
- Gespielt wird einzeln, wie oben, aber die SpielerInnen stehen jeweils mit beiden Fersen auf je einem Tennisball und dürfen während des Spielvorgangs diese Position nicht verlassen.
- Wie oben, aber die SpielerInnen stehen mit den Fußballen auf je einem Tennisball.

- Wie die Grundversion, aber es wird zu Paaren gespielt. A und B stehen sich gegenüber. A „wirft“ durch entsprechende Becher-Bewegung seinen/ihren Ball zu B. B fängt mit seinem/ihrem Becher auf und lässt den eigenen Ball dabei unbeachtet baumeln. Nach einem Treffer wird gewechselt – B „wirft“, A fängt.
- Wie oben, aber die fangende Person steht mit Ballen oder Fersen auf Tennisbällen.

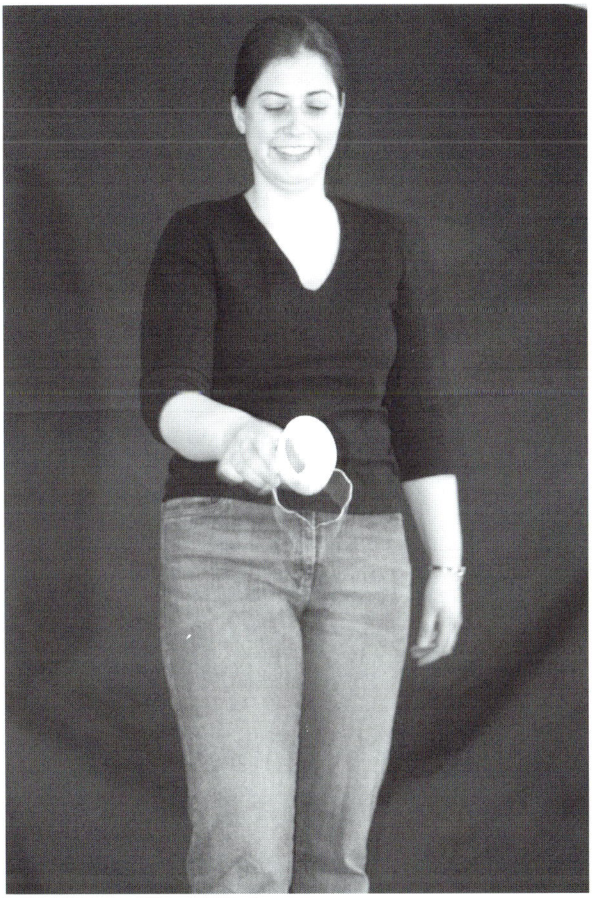

# Wörter verstecken

Mit dem folgenden Spiel wird die Basis-Lern-Geschwindigkeit in Verbindung mit Bewegung trainiert . Die Gruppe sollte nicht zu groß bzw. der Raum nicht zu klein sein. Bei 12 Personen wird es in einem durchschnittlichen Seminarraum meist zu klein. Dann empfiehlt es sich, ins Freie, in eine Eingangs- oder Pausenhalle o.Ä. auszuweichen.

**Spielmaterial:**

Je TeilnehmerIn ca. 15 Zettel (falls vorhanden, in verschiedenen Farben) und 1 Stift.

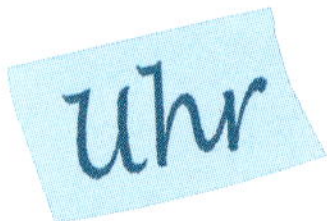


**Spielregel:**

Alle TeilnehmerInnen schreiben zu Beginn – wieder erkennbar in ihrer eigenen Handschrift – beliebige Wörter auf wie UHR, SCHERE, MUND, TERMIN etc. Abhängig vom Trainingszustand, sollten zwischen 8 und 15 Wort-Zettel je Person erstellt werden.

Sind Zettel in verschiedenen Farben vorhanden, sollte je Person nur eine Farbe gewählt werden. Haben alle Papiere die gleiche Farbe, können die TeilnehmerInnen ihre Zettel jeweils durch ein Symbol auf der Rückseite kennzeichnen.

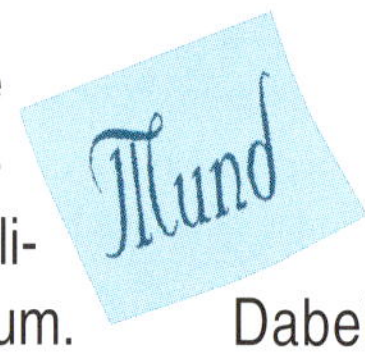


Sind alle Zettel geschrieben, geht's an's Verstecken. Alle SpielerInnen bewegen sich eine Zeit lang gehend oder laufend – abhängig von räumlichen Gegebenheiten und körperlichen Fähigkeiten – durch den zur Verfügung stehenden Raum. Dabei legt jede(r) die eigenen Zettel an verschiedenen Stellen ab – auf dem Boden, in Regalen, auf Schränken, unter Stuhlbeinen usw. Vor dem Ablegen eines Zettels wird jeweils das Wort darauf noch einmal genau angesehen und eingeprägt. Es geht darum, sich Orte und Reihenfolge der Ablage zu merken. Die Papiere liegen alle mit der Rückseite nach oben, so dass das Wort nicht lesbar ist.

Es sollte darauf geachtet werden, dass die Raumwege nicht zu einfach sind. Ein Hinweis seitens der Kursleitung, dass die Fortbewegung kreuz und quer

durch den Raum erfolgen soll, ist notwendig. Andernfalls gehen alle im Uhrzeigersinn hintereinander her, und das Spiel verfehlt seinen Sinn.
Sind alle Zettel abgelegt, kommt die Gruppe wieder zusammen und löst eine beliebige kurze Aufgabe zum Ablenken.
Danach geht's auf die Suche. Jede(r) versucht, auf dem gleichen Wege – also in der gleichen Reihenfolge wie beim Auslegen – die eigenen Zettel wieder einzusammeln. Werden alle wieder gefunden, und sind's auch wirklich nur die eigenen? Stimmt die Reihenfolge?

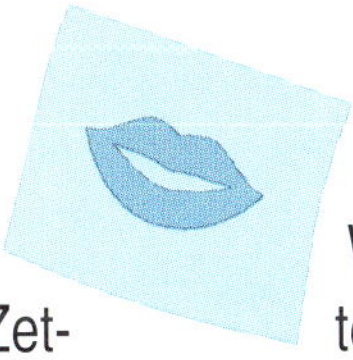

**Veränderungsmöglichkeiten:**

- Wie oben, aber an Stelle von Wörtern werden einfache Bilder oder Symbole auf die Zettel gemalt.
- Wie oben, aber auf den Zetteln werden beliebige Zahlen aus dem Zahlenraum zwischen 1 und 100 notiert. Sie werden in aufsteigender Reihenfolge ausgelegt bzw. wieder eingesammelt.
- Wie oben, aber die Zahlenfolge wird durcheinander ausgelegt und der Folge des Auslegens wieder eingesammelt.
- Wie oben, aber die Zahlenfolge wird zwar durcheinander ausgelegt, soll aber in aufsteigender Reihenfolge wieder eingesammelt werden.
- Wie Grundversion, aber an Stelle von Zetteln werden persönliche Gegenstände im Raum verteilt, die jede(r) bei sich trägt – Schlüssel, Kugelschreiber, Papiertaschentücher, Visitenkarte, Handy etc.
- Wie vorher, aber es wird zu Paaren gespielt. Es gibt zwei Runden zum Auslegen der Zettel oder Gegenstände. PartnerIn A legt aus, während B an einem festen Platz bleibt, A beobachtet und sich die Reihenfolge merkt. Anschließend wird gewechselt – B legt aus, und A beobachtet. Nach der Ablenkungsphase sammelt jede(r) die ausgelegten Zettel oder Gegenstände des Partners bzw. der Partnerin ein.

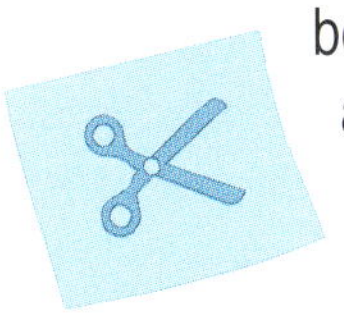

Bei dieser Version ist es unbedingt notwendig, farblich unterscheidbare Zettel zur Verfügung zu haben oder eine Kennzeichnung mit Symbolen vorzunehmen.

# Handschuh-Spiele

Dieses Spiel trainiert die Geschicklichkeit. Gleichzeitig wird die Fähigkeit der taktilen Wahrnehmung bewusst gestört, um so den Trainingseffekt zu erhöhen. Bei einigen Übungen sind auch Informations-Verarbeitungs-Geschwindigkeit und Merkspanne gefordert. Im übrigen machen solche Spiele jede Menge Spaß. Dennoch sollte die Hintergrundinformation zu diesen Übungen niemals fehlen!

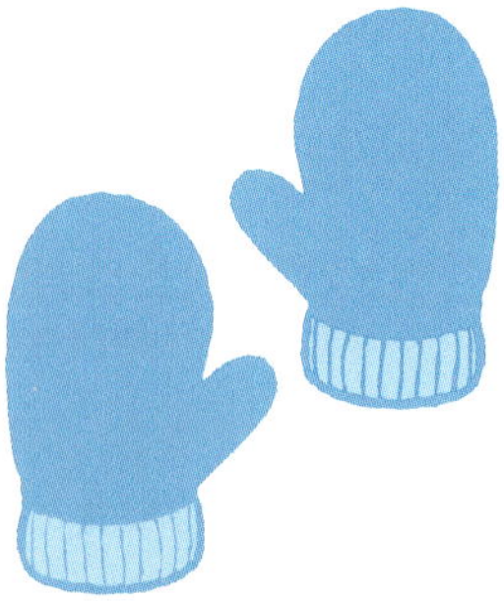

## Spielmaterial:

Je TeilnehmerIn ein Paar Fausthandschuhe und eine Schachtel mit Streichhölzern (beim Inhalt sollte im Vorfeld auf genau gleiche Stückzahl geachtet werden).

## Spielregel:

Alle TeilnehmerInnen ziehen ein Paar Fausthandschuhe an. So ausgerüstet, erhalten sie von der Kursleitung jeweils eine Schachtel mit Streichhölzern. Auf ein Signal der Spielleitung hin, schütten alle ihre Streichhölzer aus, bringen die Hölzer gut durcheinander, und das Wettspiel beginnt. Die Streichhölzer sollen wieder in die Schachteln einsortiert werden. Dabei darf immer nur ein Hölzchen gegriffen werden. Wer ist zuerst fertig?
Um die Verführung zum Mogeln zu vermeiden, kann auch zu Paaren gespielt werden. A sortiert dann ein, während B aufpasst, dass alles mit rechten Dingen zu geht. Anschließend wird gewechselt.

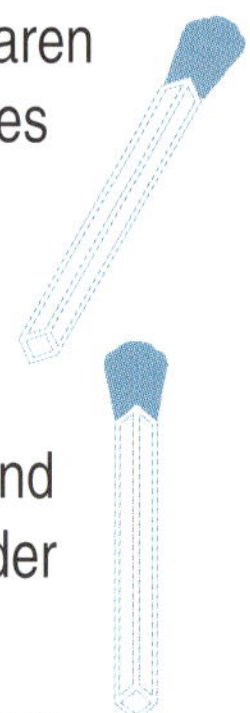

## Veränderungsmöglichkeiten:

- Wie oben, aber es soll immer ein Hölzchen mit der rechten und eines mit der linken Hand im Wechsel gegriffen und in der Schachtel abgelegt werden.
- Wie oben, aber im Wechsel soll immer ein Hölzchen mit dem Schwefelkopf rechts, das nächste links in die Schachtel gelegt werden.

- Es wird zu Paaren gespielt, und die Menge der Streichhölzer ist auf zehn Stück je Schachtel begrenzt. A trägt die Fausthandschuhe und soll mit geschlossenen Augen die ausgeschütteten Streichhölzer einzeln in die Schachtel zurück befördern. B darf Anweisungen geben, wo sich die Hölzer bzw. die Schachtel befinden und die Bewegungen von A dirigieren.
- Von der Kursleitung wird an der Tafel oder am Overhead-Projektor ein Muster gezeichnet bzw. gelegt. Die TeilnehmerInnen legen – natürlich mit Handschuhen – das Muster so schnell wie möglich nach.
- Wie oben, aber nicht die Kursleitung macht die Vorgaben, sondern die PartnerInnen legen sich gegenseitig die Muster.
- Wie oben, aber das Muster wird von der Kursleitung nur wenige Sekunden gezeigt und dann abgedeckt. Sofort anschließend versuchen die TeilnehmerInnen, es möglichst genau so nachzulegen. Der anschließende Vergleich mit der Original-Version zeigt, ob's geklappt hat. Bei dieser Spielvariante sollten in der Regel nicht mehr als sieben Hölzchen gelegt werden, abhängig von der durchschnittlichen Merkspanne der Gruppe. Werden jedoch Formen, Buchstaben oder Zahlen gelegt, die als Ganzes wahrgenommen werden, dürfen es entsprechend mehr sein.

# Eine Runde bechern

Das nachfolgend beschriebene Spiel trainiert die Geschicklichkeit ebenso wie Auge-Hand-Koordination. Gleichzeitig ist die Informations-Verarbeitungs-Geschwindigkeit gefordert, außerdem die Kommunikation innerhalb der Gruppe.

## Spielmaterial:

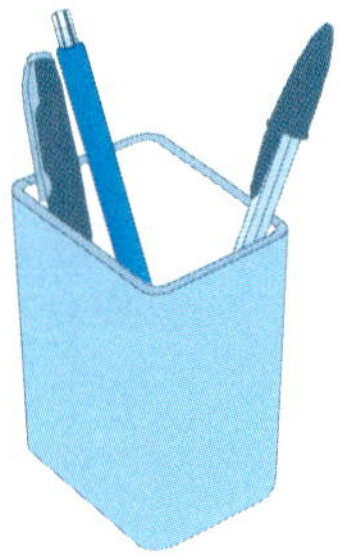

Joghurtbecher normaler Größe (150 g), möglichst ohne Aufdruck, mindestens einer je TeilnehmerIn. Die Becher werden mit wasserfesten Folienstiften in unterschiedlichen Farben oder mit beschrifteten bzw. bunten Aufklebern gekennzeichnet. Außerdem benötigt jede(r) TeilnehmerIn zwei Stifte, gleich welcher Art (Bleistift, Folienstift, Kugelschreiber ...).

## Spielregel :

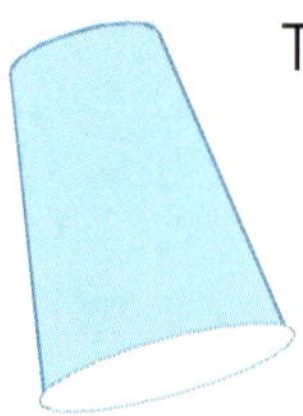

Die TeilnehmerInnen sitzen im Kreis. Zunächst benötigt jede(r) TeilnehmerIn nur einen Stift. Mit Hilfe des Stiftes soll ein umgedrehter Joghurtbecher im Uhrzeigersinn im Kreis weiter gegeben werden, ohne dass er mit den Händen berührt wird. Dies soll möglichst schnell erfolgen.

Ist die Technik für alle TeilnehmerInnen klar, kommen mehr Becher ins Spiel, und es wird lebhafter.

## Veränderungsmöglichkeiten:

- Wie oben, aber es werden gleichzeitig Becher in beide Richtungen weiter gegeben.
- Wie oben, aber die TeilnehmerInnen haben jeweils zwei Stifte, in jeder Hand einen. Es sind mehrere Becher im Spiel. Die Becher laufen in beide Richtungen. Becher, die mit einem großen roten Punkt gekennzeichnet sind, werden mit dem Stift in der rechten Hand weiter gegeben,

solche mit einem blauen Punkt mit der linken.

- Wie oben, aber es kommt eine weitere Farbe hinzu, z. B. Grün. Die grün gekennzeichneten werden mit beiden Stiften gleichzeitig weiter gegeben.
- Wie oben, aber es kommt eine weitere Farbe hinzu, z. B. Gelb. Die gelb gekennzeichneten Becher werden erst weiter gegeben, nachdem die Spielerin bzw. der Spieler vor der Weitergabe einmal schnell aufgestanden ist und sich wieder gesetzt hat.

- Wie oben, aber ein Signal der Spielleitung - wie z. B. Klatschen - bedeutet, dass die Becher ihre Bewegungsrichtung ändern. Die Becher, die vorher im Uhrzeigersinn liefen, werden jetzt entgegengesetzt weiter gegeben und umgekehrt.
- Wie oben, aber die Becher sind zusätzlich zu den Farben mit unterschiedlichen Ziffern beschriftet. Diese Ziffern geben an, wie oft der jeweilige Becher vor der Weitergabe auf der Stiftspitze kreisen soll. Steht auf einem Becher eine "3", soll sollen die SpielerInnen ihn vor jeder Weitergabe drei Mal kreisen lassen, steht darauf eine "5", dann sind fünf Umrundungen zu absolvieren.
- Wie oben, aber die Becher sind zusätzlich zu den Farben mit Buchstaben gekennzeichnet. Die Buchstaben geben an, mit welchen Fingern – zusätzlich zum Daumen – der Stift jeweils bei der Weitergabe gehalten werden soll. Ein "Z" steht dafür, dass der Stift zwischen Daumen und Zeigefinger gehalten werden soll. Ein "M" bedeutet Mittelfinder, ein "R" Ringfinger und ein "K" kleiner Finger.

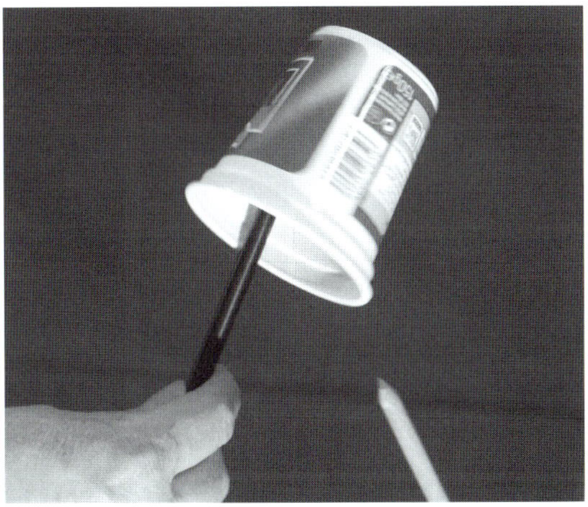

# Überraschungs-Ball

Das nachfolgend beschriebene Spiel trainiert vor allem die Koordination und die Reaktionsschnelligkeit. Die Vorbereitung, d. h. die Herstellung der Geräte, ist etwas zeitaufwändig, aber die Effekte sind dafür um so interessanter.

## Spielmaterial:

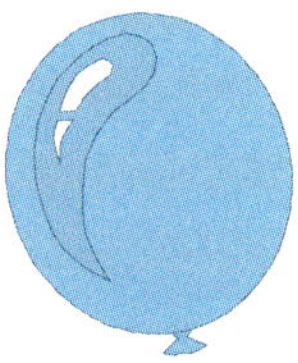

Das Spielmaterial sind Überraschungs-Bälle, die von der Spielleitung (oder gegebenenfalls von der Gruppe gemeinsam) selbst hergestellt werden müssen. Benötigt werden dazu je TeilnehmerIn 2 Luftballons, möglichst einer etwas kleiner als der andere.
Der kleinere Ballon wird in den größeren so hinein gesteckt, dass der Hals noch heraus ragt. Nun wird in den inneren kleineren Ballon mit Hilfe einer Gießkanne Wasser gefüllt bis dieser knapp die Größe eines Hühnereis hat (alternativ per Trichter mit Sand füllen). Der innere mit Wasser gefüllte Ballon wird verknotet und in dem größeren Ballon versenkt. Der größere Ballon wird aufgeblasen und verknotet. Fertig ist der Überraschungsball.

## Spielregel:

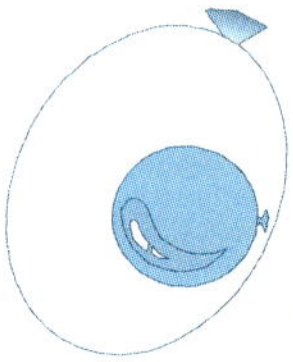

Zunächst experimentieren die TeilnehmerInnen jeweils einzeln mit ihren Überraschungs-Bällen. Sie halten ihn zwischen beiden Händen und lassen den kleinen gefüllten Ballon im Inneren hüpfen. Sie versuchen, den Innenballon an der Innenwand zuerst senkrecht auf und ab zu bewegen, ihn später waagerecht möglichst ununterbrochen kreisen zu lassen.
Bei allen Übungen sollte der Überraschungs-Ball so vorsichtig behandelt werden, dass er nicht zerplatzt!

## Veränderungsmöglichkeiten:

- Den Überraschungs-Ball mit beiden Händen leicht hoch werfen und wieder fangen. Diese Übung ist anfangs schwieriger als erwartet!

- Den Überraschungs-Ball von einer Hand in die andere hin und her werfen.
- Es wird zu Paaren gespielt. A und B werfen sich einen Überraschungs-Ball auf immer größer werdende Distanz gegenseitig zu.
- Wie oben, aber die beiden PartnerInnen gehen dabei in ca. 1 bis 2 m Abstand nebeneinander her.
- Die Paare haben jeweils 2 Überraschungs-Bälle, die sie sich gleichzeitig auf Kommando gegenseitig zuwerfen. Beide versuchen, dabei in einen gemeinsamen Rhythmus zu kommen, indem sie gleichzeitig zählen.
- Die gesamte Gruppe steht im Kreis. Zunächst wird ein Überraschungs-Ball reihum weiter gegeben, später kommen immer mehr ins Spiel.
- Wie oben, aber einige Überraschungs-Bälle laufen links herum, andere rechts.
- Es wird einzeln gespielt. Der Überraschungs-Ball wird mit der Hand über eine tatsächliche oder gedachte Linie gerollt.
- Wie oben, aber der Überraschungs-Ball wird möglichst eng um Hindernisse herum gerollt.
- Der Überraschungs-Ball wird mit den Füßen sehr vorsichtig gekickt. Nach einigem Üben wird er auch mit den Füßen über eine Linie oder um Hindernisse herum bewegt.

# Se(i)tzkasten

Dieses Spiel für gehfähige Gruppen trainiert vor allem das räumliche Vorstellungsvermögen und - je nach Durchführung - die Merkspanne oder die Basis-Lern-Geschwindigkeit. Es kann auch zu Beginn eines Kurses zum Namenlernen bzw. Festigen nach bereits erfolgter Vorstellungsrunde eingesetzt werden. Das Spiel ist auch auf kleinem Bewegungsraum durchführbar.

## Spielmaterial:

Benötigt werden für alle TeilnehmerInnen Stift und Papier, gegebenenfalls - je nach Durchführungsart - vorbereitete Arbeitsblätter. Verfügt eine Gruppe über einen großen Bewegungsraum und genügend Stühle, so ist es zweckmäßig je Person einen weiteren Stuhl (zusätzlich zum Stuhl am Arbeitstisch) einzusetzen, um zu viel Umräumen zu vermeiden.

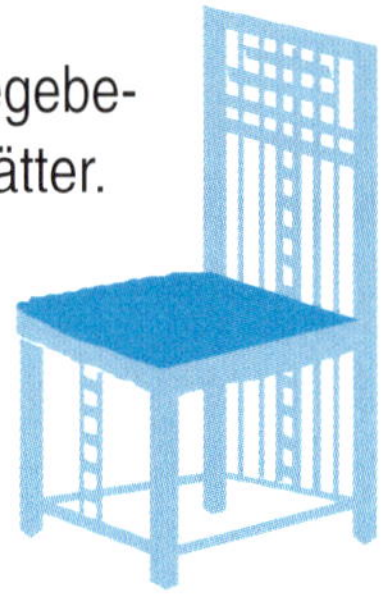

## Spielregel:

Umfasst die Gruppe zehn bis 12 Personen, so wird sie in zwei Kleingruppen aufgeteilt. Es geht darum, sich Positionen von Personen in bestimmten wechselnden Konstellationen zu merken. Die SpielerInnen selbst werden dabei zu Spielfiguren wie Dekorationen in einem Setzkasten.

Bei 12 Personen werden sechs Stühle in drei Reihen je zwei oder zwei Reihen je drei so im Raum aufgestellt, dass alle diese sehen können. Gruppe A sitzt oder steht mit Papier und Stiften ausgerüstet bereit, und die SpielerInnen zeichnen zunächst jede(r) die sechs leeren Stühle in der Draufsicht so auf wie sie im Raum stehen. (Gegebenenfalls können die Stühle bereits auf vorbereiteten kopierten Arbeitspapieren aufgezeichnet sein, aber in den meisten Gruppen ist das schnell selbst zu skizzieren. Das Aufzeichnen selbst ist eine Übung, und die Gruppenleitung kann schneller und flexibler auf sich ändernde Situationen reagieren, mehr oder weniger Stühle einsetzen, deren Anordnung verändern usw.)

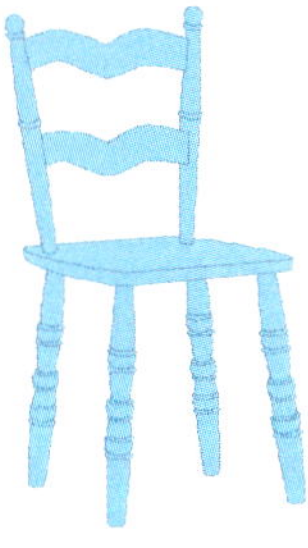

Auf ein Signal der Gruppenleitung hin setzen sich die Spie-

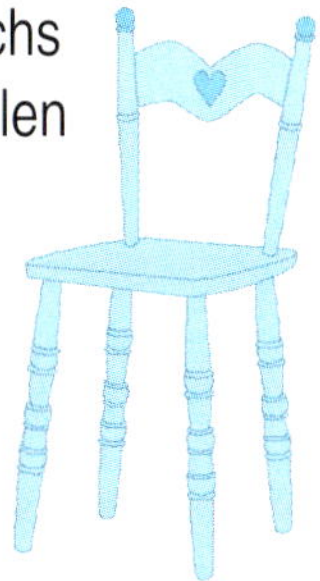

lerInnen der Gruppe B jeweils kurz auf einen Stuhl. Nach ca. sechs Sekunden erheben sie sich wieder von den Stühlen und stellen sich durcheinander neben die Stuhlreihen. Sofort tragen die SpielerInnen der Gruppe A die Anfangsbuchstaben der Namen der Personen (Nach- oder Vorname, je nachdem wie die Gruppenmitglieder sich untereinander ansprechen) in die Stuhlskizze ein, an deren Position sie sich noch erinnern.
Sind alle mit ihren Eintragungen fertig, nehmen die Mitglieder der Gruppe B noch einmal ihren vorherigen Sitzplatz ein, damit die SpielerInnen der Gruppe A die Richtigkeit ihrer Aufzeichnungen überprüfen können.
Danach wird gewechselt. Gruppe A nimmt nun die Stuhlpositionen ein, und B schreibt auf.

**Veränderungsmöglichkeiten**:

- Wie oben, aber die SpielerInnen, die die Sitzpositionen einnehmen, nutzen alle Sitzmöglichkeiten in verschiedene Richtungen, d.h. sie können mit dem Rücken zur Lehne, aber auch mit der linken oder rechten Seite zur Lehne sitzen. Die aufzeichnende Gruppe muss sich jetzt nicht nur merken, wer wo saß, sondern auch die entsprechende Sitz- bzw. Blickrichtung. Diese wird dann durch einen Pfeil zusätzlich im Plan vermerkt.

  Bei dieser Version sollte zunächst mit weniger Personen geübt werden. Bei der Zeitvorgabe ist zu berücksichtigen, dass hier mehr Information je Stuhl bzw. Person gemerkt werden muss.
- Wie oben, aber es werden weitere Merkmale eingebaut, z.B. verschränkte oder hängende Arme, angewinkelte oder ausgestreckte Beine usw.
- Wie oben, aber die Stühle werden durcheinander im Raum aufgestellt, nicht in Reihen.
- Wie oben, aber es wird nicht an gesondert aufgestellten Stühlen gespielt, sondern an den 12 normalen Arbeitsplätzen des Kursraumes. Vor Beginn zeichnen alle einen Sitzplan auf, in dem alle vorhandenen Plätze eingezeichnet sind.

Gruppe A steht außerhalb, während die TeilnehmerInnen der Gruppe B sich beliebig auf die vorhandenen Plätze im Kursraum verteilen. Nun sind für die sechs Personen 12 mögliche Positionen vorhanden, die Auswahl bzw. das Merken wird also schwieriger.

- Wie oben, aber an Stelle des Anfangsbuchstaben des Namens wird der erste Buchstabe der Farbe der Oberbekleidung der jeweiligen Person vermerkt.
- Wie oben, aber die gesamte Gruppe spielt gleichzeitig. Alle suchen sich einen beliebigen Stuhl und prägen sich von dort aus die Positionen der anderen SpielerInnen ein. Hier sollte mehr Zeit zur Verfügung stehen für intensives Einprägen, mindestens eine Minute, bei Bedarf auch mehr.

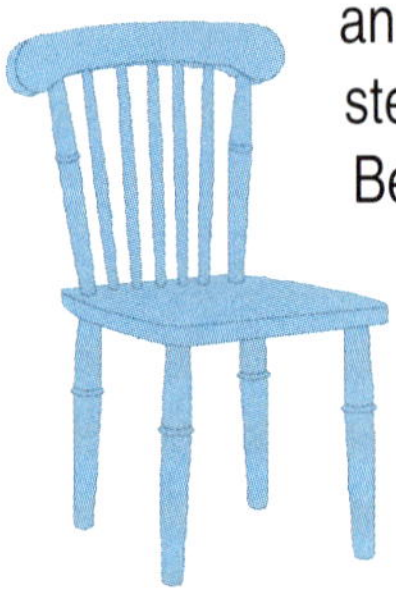

Nach der Einprägephase stehen alle auf und lenken sich durch das Lösen einer anderen Aufgabe, z.B. rückwärts Buchstabieren, eine Kopfrechenaufgabe o.Ä., eine Zeit lang ab. Erst danach tragen alle in ihren Plan ein, an was sie sich noch erinnern.

# Bleistift-Akrobatik

Diese Übungen trainieren vor allem die Feinmotorik. Bei einzelnen Beispielen sind auch Wahrnehmung und Merkspanne gefordert. Die Übungen können auf engem Raum ausgeführt werden, auch mit nicht gehfähigen TeilnehmerInnen.

## Material:

Je TeilnehmerIn werden ein – bzw. für einzelne Übungen auch zwei – Stifte ohne Klemmbügel benötigt. Das können Bleistifte sein, aber ebenso gut – oder wegen der Haltbarkeit sogar besser – andere Stifte wie Filzstifte u.Ä. oder kurze dünne Rundhölzer. Im Kurs lassen sich am einfachsten die Stifte einsetzen, die ohnehin zum Schreiben benötigt werden, um keinen unnötigen Materialaufwand zu betreiben.

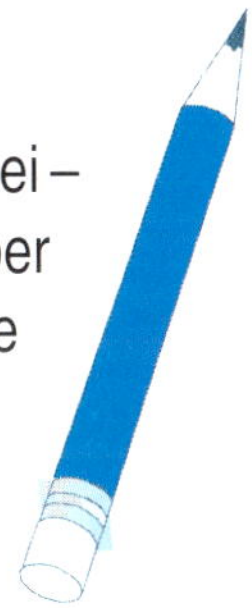

## Übungsziel:

Die TeilnehmerInnen üben fast bei allen Formen allein und erfahren hier, was sie auch selbstständig zu Hause tun können, um ihre feinmotorischen Fähigkeiten zu trainieren und die Hirndurchblutung in Schwung zu bringen.

## Übungen:

- Stift mit einer Handfläche auf dem Tisch vor- und zurückrollen, rechts und links.
- Stift mit einem Handrücken auf dem Tisch vor- und zurückrollen, rechts und links (funktioniert nicht auf zu glatten Flächen!).
  - Wie oben, aber mit zwei Stiften und beiden Händen gleichzeitig. Dabei wird zuerst parallel und später gegengleich gerollt.
  - Stift zwischen beiden Handflächen rollen, dabei immer bis ganz an die Fingerspitzen bzw. Handwurzel rollen.

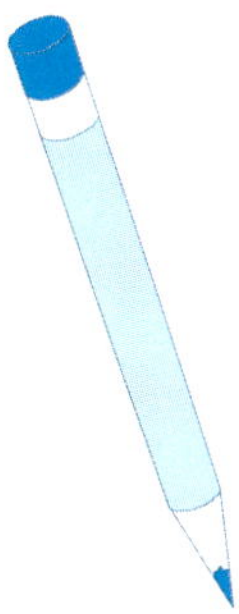

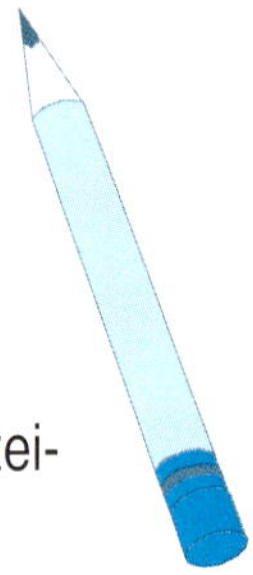

- Stift auf dem Tisch liegend zwischen Daumen und Zeigefinger zwirbeln wie einen Propeller, später nacheinander alle anderen Finger, jeweils in Kombination mit dem Daumen, einsetzen, rechts herum und links herum mit der rechten und linken Hand im Wechsel.
- Wie oben, aber mit zwei Stiften und beiden Händen gleichzeitig.
- Stift an beiden Enden zwischen den Zeigefingerkuppen beider Hände einklemmen, in dieser Fassung links und rechts im Wechsel vertikal Kreise beschreiben. Der Stift bewegt sich dann wie ein Paddel.
- Stift unter Einsatz von Daumen und Zeigefingern beider Hände schnell um die eigene Längsachse drehen, jeweils in beide Richtungen, d.h. zum Körper hin und vom Körper weg.
- Wie oben, aber Daumen und Mittelfinger einsetzen.
- Wie oben, aber Daumen und Ringfinger einsetzen.
- Wie oben, aber Daumen und kleine Finger einsetzen.
- Wie oben, aber bei der ersten Umdrehung mit jeder Hand Daumen und Zeigefinger einsetzen, bei der nächsten Daumen und Mittelfinger usw. bis zum kleinen Finger und wieder rückwärts bis Daumen und Zeigefinger, jeweils in beide Richtungen, d.h. zum Körper hin und vom Körper weg.
- Stift in nur einer Hand unter Einsatz von Daumen, Zeigefinger und Mittelfinger um die eigene Längsachse drehen, jeweils in beide Richtungen, zum Körper hin und vom Körper weg, im Wechsel rechts und links.
- Wie oben, aber mit zwei Stiften und beiden Händen gleichzeitig.

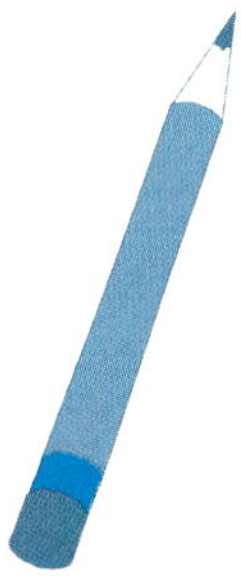

- Stift zwischen den Fingern einer Hand (ohne Zuhilfenahme der anderen!) im Slalom hindurchweben, rechts und links.
- Stift mit Daumen und Zeigefingern beider Hände quer, also in der Horizontalen, halten und möglichst schnell um die eigene Querachse drehen, jeweils in beide Richtungen, zum Körper hin und vom Körper weg.

- Stift mit einer Hand senkrecht wie ein Lot halten, die andere Hand ca. 20 bis 30 Zentimeter darunter auffangbereit halten, Stift senkrecht fallen lassen und mit der unteren Hand auffangen, Fanghände wechseln rechts und links.
- Es wird zu Paaren geübt. A und B benötigen gemeinsam drei Stifte. Ein Stift liegt auf dem Tisch und soll von A und B gemeinsam, die jede(r) ihren Stift als Führungsstab einsetzen, über einen vorgegebenen Parcours bewegt werden. Der Parcours kann einfach nur an der Außenkante des Tisches entlang führen oder auf einer festgelegten Route um zuvor aufgestellte Hindernisse auf dem Tisch herum. Dazu verteilen die TeilnehmerInnen einfach einige ihrer Utensilien wie Bücher, Schlüssel, Papiertaschentuchpäckchen usw. auf dem Tisch.

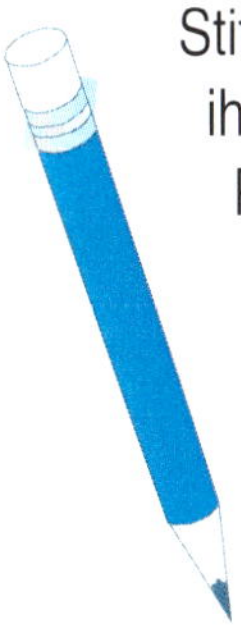

- Es wird zu Paaren geübt. Jede(r) TeilnehmerIn benötigt einen Stift. A schreibt – mit eingezogener Mine bzw. der Rückseite des Bleistifts – eine Zahl, einen Buchstaben oder ein Symbol auf den Tisch. B versucht, das Geschriebene bzw. Gezeichnete zu erkennen und mit dem eigenen Stift nachzuvollziehen.
  An Stelle des Nachvollziehens kann das Erkannte auch genannt werden.
- Wie oben, aber es wird nicht nur ein Zeichen geschrieben, sondern eine Folge von fünf bis sechs Zahlen und/oder Buchstaben. Hier geht es darum, sich die Folge kurz zu merken.

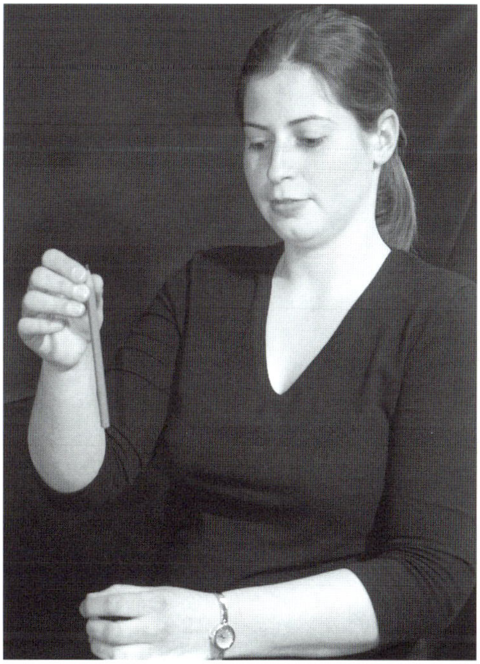

# Eimer-Memory

Das nachfolgend beschriebene Spiel trainiert vor allem die Merkfähigkeit in Verbindung mit Bewegung. Es kann wahlweise mit großen Geräten und entsprechend viel Bewegungsraum oder als Miniaturversion am Tisch gespielt werden.

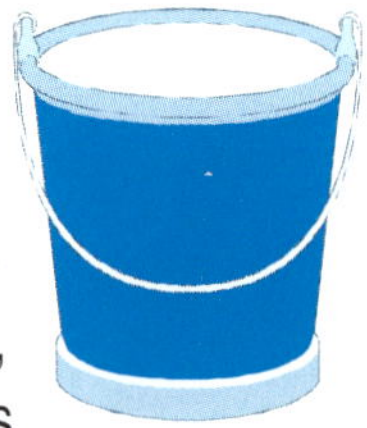

## Spielmaterial:

Benötigt werden bei 12 TeilnehmerInnen 24 Plastikeimer, je Person zwei. Bei gleichen Eimern ist das Spiel schwieriger, sind die Eimer unterschiedlich, wird es etwas einfacher. Es können normale Haushaltseimer eingesetzt werden. Oft sind Eimer kostenlos in Gaststätten erhältlich (Mayonnaise, Ketchup, Senf usw.). Sie müssen dann aber oft über einen längeren Zeitraum gesammelt werden.
Außerdem werden 12 Gegenstandspaare benötigt, die in die Eimer passen, also z.B. zwei Bälle, zwei Handschuhe, zwei Seile usw. Die Paare können entweder genau gleich sein oder als ungleiche Paare zusammengestellt werden wie Messer und Gabel, Tischtennisball und Schläger usw.
Für die Miniaturversion am Tisch werden die Eimer durch kleine oder große Joghurtbecher (150 oder 500 Gramm) ersetzt und entsprechende Gegenstands- oder Bildkartenpaare, die in die Gefäße passen.

## Spielregel:

Die 24 Eimer werden mit der Öffnung nach oben durcheinander im Raum verteilt. Alle 24 Gegenstände liegen in einem Sammelkorb.
Reihum nehmen alle SpielerInnen nacheinander jeweils einen Gegenstand heraus, zeigen ihn allen anderen tragen ihn zu einem beliebigen Eimer, nennen die Bezeichnung des Gegenstands und machen dabei eine beliebige Bewegung, die mit dem Gegenstand in Verbindung stehen kann oder nicht. Anschließend legen sie den Gegenstand auf den Boden und stülpen den Eimer darüber. Alle anderen vollziehen die Bewegung kurz nach und sprechen dabei das Wort nach. Beginnt z.B. A mit einem Ball,

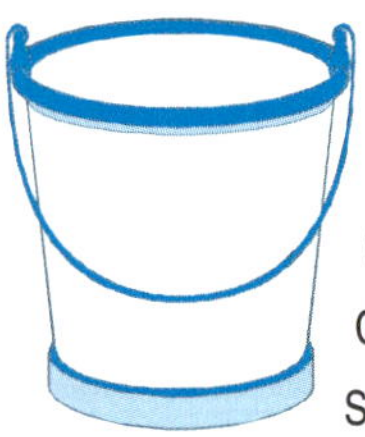

der versteckt werden soll, so könnte die betreffende Person den Ball kurz in die Höhe werfen und dabei das Wort "Ball" sprechen. Die gesamte Gruppe wiederholt das (pantomimisch) kurz.
Der bzw. die nächste SpielerIn B holt einen anderen beliebigen Gegenstand, aber nicht das Pendant zum Vorgänger, im Beispiel also nicht den anderen Ball. B wählt vielleicht einen Handschuh, trägt ihn zu einem Eimer, spricht das Wort "Handschuh" aus und bewegt begleitend beide Hände mehrmals im schnellen Wechsel Faust und Spreiz. Ist der Handschuh unter dem Eimer verschwunden, wiederholt die Gruppe kurz Wort und Bewegung. Anschließend ist sofort C an der Reihe.

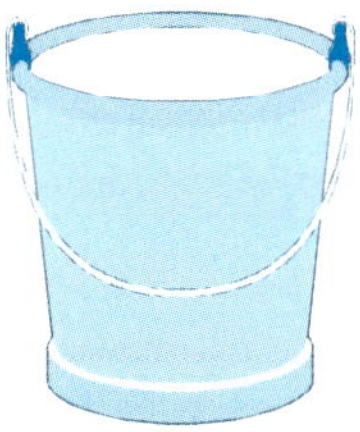

So wird das Spiel fortgesetzt bis alle SpielerInnen einmal an der Reihe waren. In der zweiten Runde holt zunächst A den zweiten Gegenstand und versteckt ihn unter einem Eimer, nennt wieder den Begriff und wiederholt die Bewegung vom ersten Durchgang. A holt also den zweiten Ball, nennt das Wort, wirft ihn einmal hoch und versteckt ihn und die Gruppe ahmt nach. Während des Spiels versuchen alle, sich die Positionen der Gegenstände möglichst genau zu merken.
Am Ende liegt unter allen 24 Eimern jeweils ein Gegenstand.
Für den nächsten Spielabschnitt finden sich die SpielerInnen zu Paaren zusammen. Jedes Paar spielt gemeinsam und darf sich miteinander beraten. Das Spielziel ist – wie beim klassischen Memory -, durch Aufdecken von immer zwei Eimern Paare zu finden. Jedes SpielerInnen-Paar darf aber nur zwei Eimer aufdecken, auch wenn zwei zusammen gehörende Gegenstände gefunden wurden, damit alle TeilnehmerInnen eine Chance haben und zum Zug kommen. Die Paare stehen oder sitzen im Kreis um die Eimer herum. Ein beliebiges Paar beginnt und deckt zwei Eimer auf, jedoch nicht die, unter denen sie selbst vorher Gegenstände versteckt haben. Dazu verständigen sich beide vorher miteinander, wo sie zusammen gehörende Gegenstände vermuten, steuern dann auf die beiden Eimer zu, zeigen der Gruppe die zum Gegenstands-Paar gehörende Bewegung und decken dann gleichzeitig die Eimer auf. Haben sie ein Paar gefunden und die richtige Bewegung gezeigt, legen sie die Gegenstände zurück in den Sammelkorb und nehmen die beiden Eimer mit an ihren Platz. Die Eimer werden später als Punkte gezählt. Passt die Bewegung nicht zu den Gegenständen oder gehören die aufgedeckten

Gegenstände nicht zusammen, so werden die Eimer – nachdem alle die Gegenstände noch einmal betrachtet haben – wieder darüber gestülpt und das nächste SpielerInnen-Paar ist am Zug.
Welches Paar hat am Ende die meisten Eimer, d.h. die meisten Punkte?

**Veränderungsmöglichkeiten:**

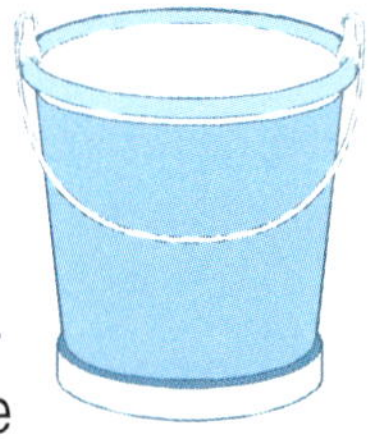

- Wie oben, aber die Gegenstände werden zuvor von der Gruppenleitung beliebig versteckt, und es wird erst mit dem zweiten Teil des Spiels, mit dem Aufdekken, begonnen. In diesem Fall entfallen die Bewegungen, und am Anfang spielt mehr der Zufall als die Merkfähigkeit eine Rolle.
- Wie oben, aber bei falsch aufgedeckten Paaren werden die Standorte dieser Eimer beliebig verändert.
- Wie oben, aber es wird nicht mit 24, sondern nur mit 12 Eimern und 12 Gegenständen und nicht zu Paaren, sondern einzeln gespielt. Als Memory-Paar gelten in diesem Fall nicht zwei zusammen gehörende Gegenstände, sondern Gegenstand plus passende Bewegung. Nennt also ein Spieler bzw. eine Spielerin vor dem Aufdecken des Eimers (nicht des eigenen!) den richtigen Gegenstand und zeigt die richtige Bewegung, so ist der Punkt gewonnen.
- Wie oben, aber es wird als Miniaturversion auf dem Tisch gespielt. Die Eimer werden durch Joghurtbecher ersetzt, die Gegenstände entsprechend klein oder in Form von Bildkarten ausgewählt.

# Bierdeckel-Balance

Die nachfolgend beschriebenen Übungen trainieren vor allem die feinmotorischen Fähigkeiten, in anderen Spiel- und Übungsformen die Reaktionsschnelligkeit, Zielgenauigkeit und das Gleichgewicht. Der Platzbedarf ist gering, d.h. die Übungen und Spiele lassen sich in jedem Kursraum durchführen.

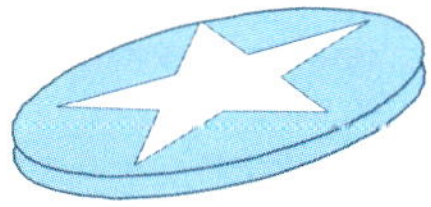

## Spielmaterial:

Je Person werden mindestens zehn Bierdeckel benötigt, möglichst verschiedene Sorten mit verschiedenen Farben. Sie sind in der Regel kostenlos in Gaststätten, bei Brauereien oder Getränkemärkten zu haben. Für einige Spielversionen müssen die Bierdeckel zuvor mit geraden Schnitten unterschiedlich in jeweils vier Teile zerschnitten werden.

## Einzelübungen:

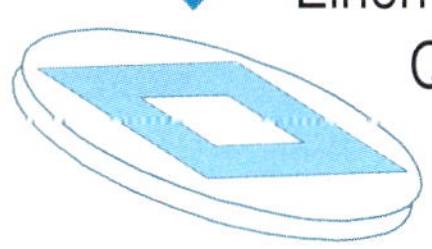

- Einen Bierdeckel mit beiden Händen möglichst schnell um die Querachse drehen, abwechselnd in beide Richtungen, d.h. zum Körper hin und vom Körper weg.
- Zwei Bierdeckel gleichzeitig, in jeder Hand einen, möglichst schnell um die Querachse drehen unter Einsatz von Daumen, Zeigefinger und Mittelfinger, abwechselnd in beide Richtungen, d.h. zum Körper hin und vom Körper weg.
- Bierdeckel auf einzelnen Fingern waagerecht balancieren.
- Einen Bierdeckel auf den Kopf legen und damit einmal um den Tisch gehen, ohne dass er herunterfällt.
- Zwei Bierdeckel auf den Boden legen, damit gleiten, ähnlich wie beim Schlittschuhlaufen (funktioniert nur bei glattem Boden!).
- Einen Bierdeckel auf den Tischrand legen, so dass er ein gutes Stück hervorragt. Nun wird von unten her mit den Fingerspitzen (d.h. der Handrücken zeigt nach oben) gegen diesen Teil geschlagen. Der Deckel drehtsich in der Luft und soll dort mit derselben Hand aufgefan-

gen werden. Beidseitig üben, rechts und links.

Schafft es jemand auch, wenn zwei oder mehr Deckel aufeinander liegen?

- Turm- bzw. PyramidenbauerInnen mit ruhiger Hand sind gefragt. Das alte Geschicklichkeitsspiel hat immer wieder seinen Reiz.
  Wer baut am höchsten?

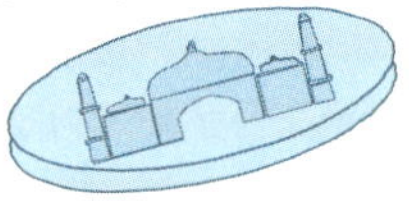

## Partnerübungen:

- A und B stehen sich, auf einem Bein balancierend, gegenüber. Beide stehen auf je einem Bierdeckel, der während der Übung nicht verlassen werden darf. Sie reichen sich zunächst die rechte, im nächsten Durchgang die linke, Hand und versuchen, durch stetig steigenden Zug, sich gegenseitig aus dem Gleichgewicht zu bringen. Durch plötzliches Loslassen der Hände sind A und B gleichermaßen gefordert, den Körperschwerpunkt wieder ins Lot zu bringen, um die Balance auf dem Bierdeckel zu halten.
- A legt B auf den einen Handrücken einen einzigen Bierdeckel, auf den anderen Handrücken eine beliebige Anzahl von Bierdeckeln. B versucht, mit geschlossenen Augen das Gewicht zu erfühlen und so zu erraten, wie viele Bierdeckel auf der Hand gestapelt wurden. Im zweiten Durchgang werden die Hände gewechselt, danach tauschen A und B die Rollen.

## Gruppenspiele:

Für alle Spiele werden Kleingruppen je vier bis sechs Personen gebildet.

- Tisch-Boccia.

  Kleingruppen je vier bis sechs Personen sitzen um einen Tisch herum. In der Mitte wird ein beliebiger Gegenstand als Zielmarkierung aufgestellt. Die TeilnehmerInnen schleudern in zwei Runden je einen Bierdeckel so über die Tischplatte, dass sie möglichst nahe an das Ziel herankommen. Wessen Deckel liegt am Schluss am dichtesten dran? Deckel von MitspielerInnen dürfen auch weggekickt werden!

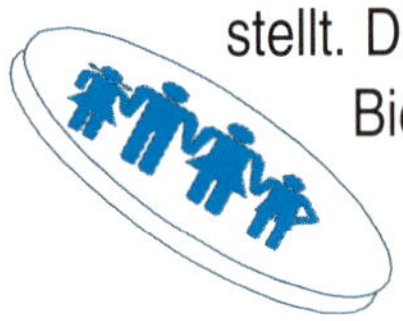

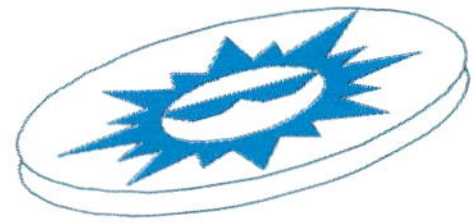

Schwieriger wird es, wenn das Ziel beweglich ist und sich mit den Deckeln verschieben lässt.

- Wie oben, aber es wird auf dem Boden gespielt. Hier können die Entfernungen größer gewählt werden. Alle werfen dann von einer Startlinie aus in Richtung Ziel.
- Jede Kleingruppe legt den Tisch mit der gleichen Anzahl an Bierdeckeln aus. Welche Gruppe hat zuerst alle Deckel einmal umgedreht?

  Für diese Übung müssen die Deckel zwei erkennbar unterschiedliche Seiten aufweisen, z.B. verschiedene Farben, eine helle und ein dunkle, eine mit und eine ohne Schrift usw.
- Jede Kleingruppe erhält einen Behälter mit 40 Puzzleteilen (zuvor zerschnittene Bierdeckel). Welche Gruppe hat zuerst daraus zehn komplette Bierdeckel zusammengesetzt?

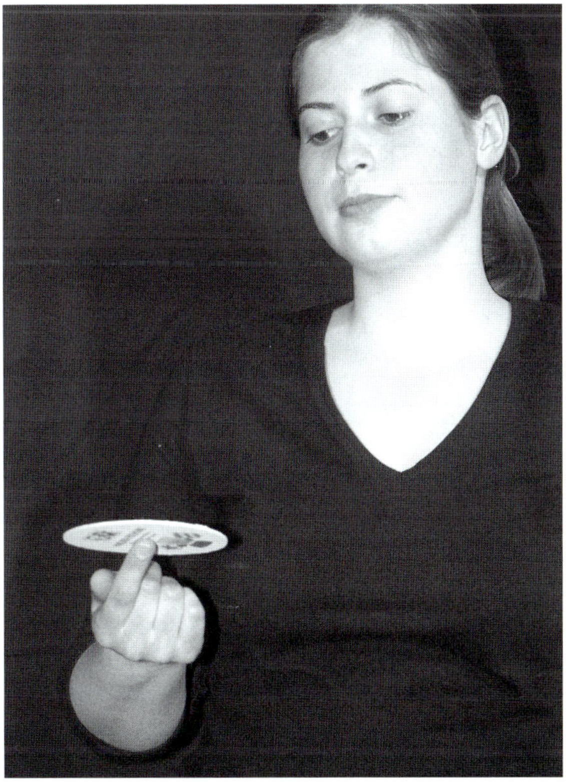

# Förderband

Das nachfolgend beschriebene Spiel trainiert vor allem Informations-Verarbeitungs-Geschwindigkeit und Reaktionsschnelligkeit und bringt viel Spaß und gute Stimmung in die Gruppe.

## Spielmaterial:

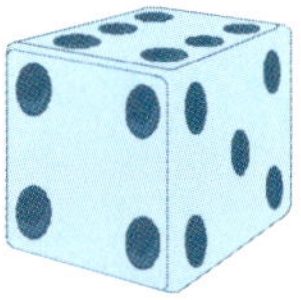

Benötigt werden viele verschiedene Materialien und Kleingeräte, wie Bälle aller Art, Luftballons, Kirschsteinsäckchen, Tennisringe, Schaumstoffwürfel, Tücher usw. Diese Materialien sollten nach immer unterschiedlichen Kriterien gruppiert werden können, z.B. nach Art, Farbe, Größe, Gewicht, Form ...

## Spielregel:

Die Gruppe sitzt im Kreis. Sämtliche Materialien liegen in einem Behälter in der Mitte, aus dem sich alle TeilnehmerInnen je einen Gegenstand aussuchen. Diesen Gegenstand betrachten sie zunächst, betasten ihn und probieren aus, was sie damit tun bzw. wie sie sich damit im Sitzen bewegen können. So werden die Materialien von einer Hand in die andere gegeben, geworfen und gefangen, mit einer und mit beiden Händen, geknetet und gedreht, um den Körper herumgegeben, mit den Füßen auf dem Boden gerollt, gedreht, hochgehoben usw. Alle lassen dabei ihrer Fantasie freien Lauf.

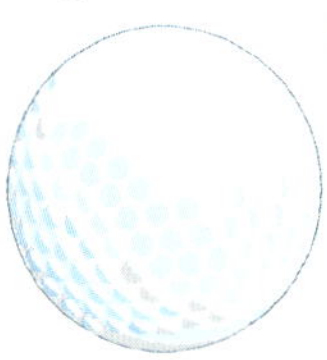

Nach einigen Minuten greift die Gruppenleitung einzelne der gesehenen Bewegungen auf und bittet die ganze Gruppe, sie mit ihrem jeweiligen Gerät nachzuvollziehen. Sind alle mit ihrem Gerät vertraut, wird alles im Uhrzeigersinn weitergegeben. Wer vorher ein Tuch hatte, bekommt jetzt vielleicht ein Kirschsteinsäckchen oder einen Ball und probiert nun die verschiedenen Bewegungsformen erneut aus. Dabei sollte bewusst auf unterschiedliche Eigenschaften geachtet werden: was ist leicht und was schwer, was fliegt langsam, was schnell, was ist griffig und was ist schwierig zu fassen usw. Alle stellen sich vor, sie arbeiten in Akkord an einem Förderband und müssen verschiedene Gegenstände möglichst schnell weitergeben.

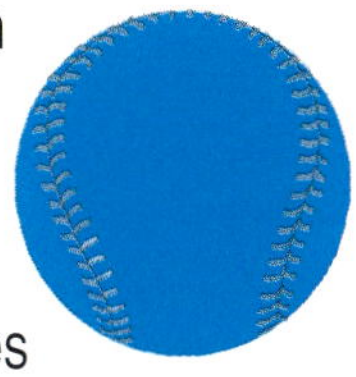

Außer der Gruppenleitung haben alle TeilnehmerInnen einen beliebigen Gegenstand in der Hand. Reihum soll nun alles möglichst schnell im Uhrzeigersinn weitergegeben werden. Auf ein Signal der Gruppenleitung hin wird zwischendurch immer wieder die Bewegungsrichtung gewechselt. Gibt es häufig Staus oder kommen alle Gegenstände gleichmäßig auf dem Förderband voran?

**Veränderungsmöglichkeiten:**

- Wie oben, aber es bleiben nur zwei Sorten Geräte im Spiel, z.B. Bälle und Tücher. Alle Bälle werden rechts herum weitergegeben, alle Tücher links.
- Wie oben, aber die Bälle werden mit der linken Hand angenommen und links herum weitergegeben, die Tücher mit der rechten Hand rechts herum.
- Wie oben, aber die Bälle werden mit den Füßen am Boden, die Tücher mit den Händen weitergegeben.
- Wie oben, aber nicht mehr die Art des Geräts ist entscheidend, sondern seine Farbe. Rote Gegenstände werden nach rechts, blaue nach links weitergegeben und gelbe nach links, aber immer an den übernächsten Spieler bzw. die übernächste Spielerin.
- Wie oben, aber alles Runde wird mit den Händen nach rechts, alles Eckige mit den Füßen nach links weitergereicht.
- Wie oben, aber einige Gegenstände werden zusätzlich mit Ausrufen begleitet, alles Rote mit "Ooohh", alles Blaue mit "Aaaahh" und alles Gelbe mit "Iiiiihhh". Ein blauer Tennisring wird also mit den Händen "Aaahhh" rufend nach rechts gegeben, ein rotes Kirschsteinsäckchen mit den Füßen und "Ooohhh" rufend nach links.

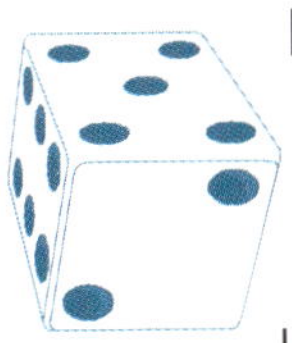

- Alle o.a. Formen lassen sich beliebig miteinander kombinieren und durch Einbeziehen immer mehr verschiedenartiger Materialien weiter erschweren.

# Zielgehen

Das nachfolgend beschriebene Spiel trainiert vor allem die Orientierung im Raum. Gleichzeitig ist nonverbale Kommunikation innerhalb der Gruppe gefordert. Es setzt außerdem ein gewisses Maß an Rücksichtnahme auf der einen und Vertrauen auf der anderen Seite voraus. Es ist mindestens eine kleine Bewegungsfläche erforderlich, sei es in einem geschlossenen Raum, sei es im Freien.
Eine alternative Spielform ist auf kleinem Raum, auch im Sitzen möglich, trainiert dann aber eher die Auge-Hand-Koordination.

**Spielmaterial:**

Bei diesem Spiel wird je Person ein beliebiges Gerät als Markierungspunkt benötigt. Was konkret zur Markierung eingesetzt wird, ist abhängig vom Raum und von der Gruppe. Je größer die Gruppe und die zur Verfügung stehende Fläche, desto größer müssen die Geräte sein, um auch aus einiger Entfernung erkannt zu werden.

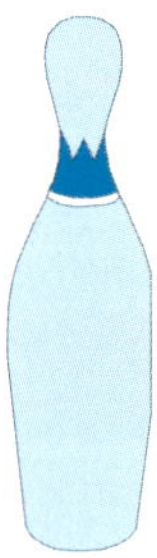

Es eignen sich bunte Markierungskegel, die in vielen Turnhallen vorhanden sind. Ebenso können aber größere leere Plastikflaschen eingesetzt werden, z.B. von Reinigungsmitteln aller Art. Den gleichen Zweck erfüllen Bierdeckel oder Reifen, die auf den Boden gelegt werden. Sie sind aber schwieriger zu erkennen. Im Freien können auch einfach Kreidekreise aufgezeichnet werden.

**Spielregel:**

Bei diesem Spiel geht es darum, sich mit offenen Augen die Lage eines Ziels zu merken und dieses dann mit geschlossenen Augen über eine bestimmte Entfernung hinweg zu erreichen. Die Markierungspunkte, so viele wie SpielerInnen, werden auf der Freifläche verteilt. Die Gruppenmitglieder bewegen sich durcheinander gehend im Raum. Auf ein Signal der Gruppenleitung hin, suchen sich alle SpielerInnen möglichst schnell einen Markierungspunkt. An jedem Markierungspunkt steht nur eine Person.

Haben so alle ihren Startpunkt gefunden, peilen sie einen beliebigen anderen Markierungspunkt an, der ca. fünf bis zehn Meter entfernt sein sollte. Dies ist ihr Zielpunkt, gegebenenfalls auch ein Zielpunkt für mehrere SpielerInnen. Alle verständigen sich zunächst nonverbal mit den NachbarInnen, die ihnen auf ihrem Weg eventuell in die Quere kommen könnten oder die ihnen am

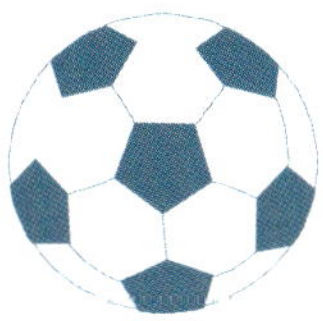

Ziel begegnen könnten. Dann prägen sie sich ihren Zielpunkt mit Lage und Weg möglichst genau ein. Erst dann schließen sie die Augen und gehen bis zu der Stelle, an der sie ihren Zielpunkt vermuten. Dort angekommen, öffnen sie die Augen und kontrollieren, wie gut sie sich orientiert haben.
Sind alle an ihren Zielen angekommen, geht die Gruppe wieder durcheinander, und die nächste Runde kann beginnen.

**Veränderungsmöglichkeiten:**

- Mit geh-unsicheren Gruppen bzw. TeilnehmerInnen sollte zu Paaren gespielt werden. Dabei ist die Spielregel dieselbe wie oben, aber immer zwei SpielerInnen lösen die Aufgabe gemeinsam. Sie gehen als Paar durch den Raum, suchen sich gemeinsam einen Markierungspunkt, peilen gemeinsam einen Zielpunkt an. Den Weg vom Start zum Zielpunkt legt A mit offenen und B mit geschlossenen Augen zurück. A kann dabei B an der Hand fassen oder nur in greifbarer Nähe bleiben und gegebenenfalls mit Worten, bei Gefahr selbstverständlich auch mit Taten, Unterstützung geben. Danach wird gewechselt.

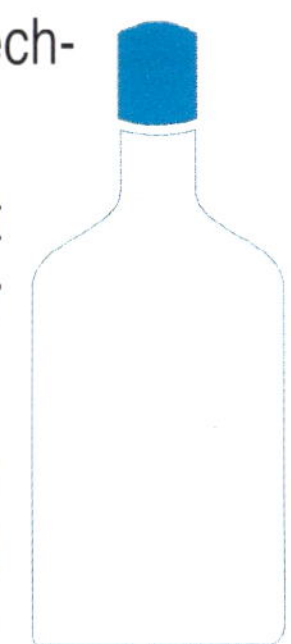

- Wie die Grundversion, aber die Entfernung zum Zielpunkt wird größer und das Ziel ist möglicherweise nur unter Umgehung anderer Markierungspunkte erreichbar.
- Es wird zu Paaren gespielt. Dieses Mal geht es nicht nur um Zielgehen zu einem Markierungspunkt, sondern es soll ein ganzer Weg angepeilt werden mit anfangs zwei, später drei oder vier Stationen. A begleitet B mit offenen Augen, während B mit geschlossenen Augen versucht, über die vorher angepeilten Stationen zum Endziel zu kommen. Danach wird gewechselt.
- Mit nicht gehfähigen Gruppen oder beengtem Raum wird am Tisch bzw.

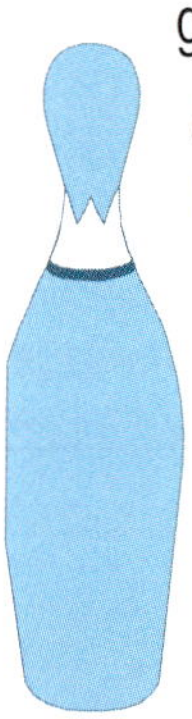

im Sitzen gespielt. Paare stellen sich gegenseitig Aufgaben. A und B stehen oder sitzen in einer Entfernung voneinander, bei der sie sich gegenseitig bei ausgestreckten Armen gerade noch berühren können.

A hält eine Hand an eine beliebige, von B aber noch zu erreichende Position. B prägt sich diese Position gut ein, schließt die Augen und versucht, die Hand von A mit der eigenen Hand zu berühren. Sehr schwierig wird es, wenn an Stelle der Hand nur ein Finger als Ziel in Position gehalten wird.

An Stelle der Hand kann auch ein Gegenstand in Position gebracht werden, den B erreichen soll, z.B. ein Ball, ein Tennisring, ein Tuch o.Ä.

Oder die SpielerInnen können versuchen, eine Markierung auf dem Tisch oder an der Wand bei geschlossenen Augen mit dem Zeigefinger zu treffen.

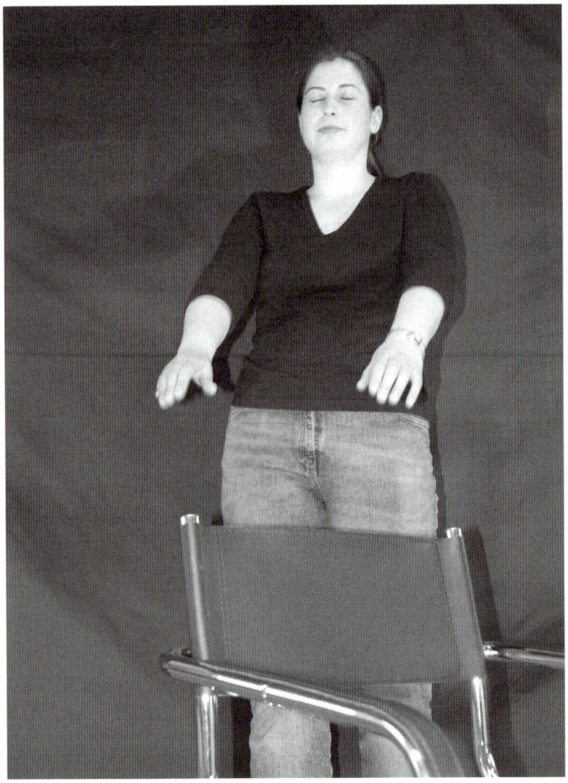

# Ballonstart

Die hier beschriebenen Spielformen trainieren vor allem die koordinativen Fähigkeiten. Die Gruppenspiele dienen auch dem gegenseitigen Kennenlernen. Einige haben wenig Platzbedarf und können im Kurs im Sitzen am Platz ausgeführt werden, andere brauchen mehr Bewegungsraum.

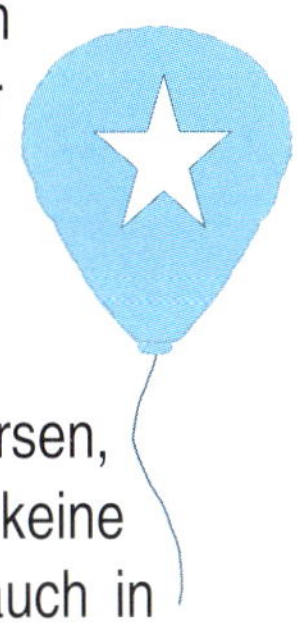

## Spielmaterial:

Luftballons eignen sich hervorragend zum Einsatz in MAT-Kursen, denn sie sind leicht, fliegen verhältnismäßig langsam, bergen keine Verletzungsgefahren, können ohne Risiko für das Mobiliar auch in Seminarräumen benutzt werden und bieten viele Verwendungsmöglichkeiten durch unterschiedliche Farben. Sie sind preiswert überall erhältlich, oft auch kostenlos (mit Reklameaufdruck). Für die nachfolgenden Übungen sollten kugel- oder birnenförmige Ballons verwendet werden. Die Ballons sollten bei unbekannten Gruppen möglichst nicht von den TeilnehmerInnen selbst bzw. nur mit einer Ballonpumpe aufgeblasen werden.

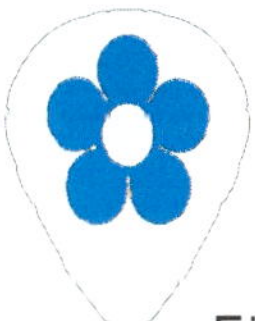

Benötigt wird je TeilnehmerIn ein Luftballon, außerdem Filzstifte zum Beschriften. (Reserve-Ballons bereithalten, falls welche zerplatzen!).

Für eine Übungsform werden Reifen (Gymnastikreifen o.Ä. samt Aufhängevorrichtung) benötigt.

Für die Gruppenspiele wird ein Musikabspielgerät sowie eine passende Musik zum Gehen gebraucht. Alternativ kann die Gruppe gemeinsam ein Wanderlied singen.

## Einzelübungen:

Je TeilnehmerIn wird ein Luftballon benötigt.

- Ballon zwischen beiden Handflächen halten und im Wechsel zusammendrücken und locker lassen.
- Beide Hände mit gespreizten Fingern auf die Ballonoberfläche legen und einzeln nacheinander leicht die Finger in den Ballon hineindrücken

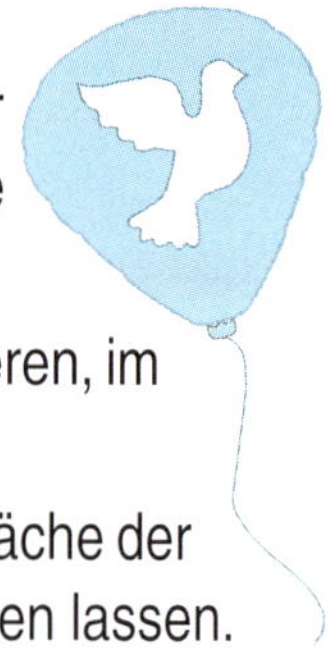

und wieder locker lassen.

- Ballon mit beiden Händen fassen, vor dem Körper halten und mit den Fingern durch Bewegung Geräusche erzielen.
- Ballon auf allen Fingern einzeln nacheinander balancieren, im Wechsel rechts und links.
- Luftballon zwischen Handrücken der einen und Handfläche der anderen Hand legen und die Hände umeinander kreisen lassen.
- Luftballon auf die Handfläche der einen Hand legen, hochwerfen und mit dem Handrücken der anderen Hand auffangen.
- Ballon vor dem Körper zwischen den angewinkelten Unterarmen einklemmen, dabei Unterarme in beide Richtungen umeinander kreisen lassen, zum Körper hin und vom Körper weg.
- Ballon im Sitzen vor dem Körper mit beiden Händen halten, wechselweise das rechte und linke Knie anheben und damit den Ballon kurz antippen.
- Ballon am Platz durch Hochschlagen abwechselnd mit der rechten und der linken Hand ständig in der Luft halten.
- Ballon durch „Köpfen" in der Luft halten.
- Ballon wird wiederholt an einen vorher festgelegten oder markierten Zielpunkt an der Wand geschlagen. Wie viele Treffer sind bei 20 Versuchen zu verzeichnen?
- Wie oben, aber der Ballon wird nicht an die Wand, sondern durch im Raum aufgehängte bzw. vom Partner in verschiedenen Positionen gehaltene Reifen (oder vom Partner mit beiden Armen gebildete Ringe) geschlagen.

**Partnerübungen:**

- A und B bewegen sich nebeneinander gehend durch den Raum und halten dabei einen Ballon zwischen ihren inneren Oberarmen eingeklemmt.
- A und B halten einen Luftballon zwischen ihren Körpern einklemmt und

drehen sich dabei um den Ballon herum.

- A und B spielen sich zunächst einen, später zwei Ballons gegenseitig im Wechsel zu. Dabei setzen sie anfangs nur die Hände, später beliebige weitere Körperteile ein.

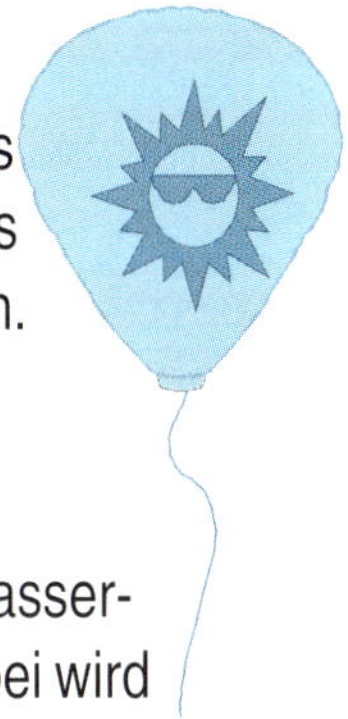

**Gruppenspiele:**

- Alle TeilnehmerInnen schreiben mit einem Filzstift (wasserfest!) ihren Namen gut lesbar auf einen Luftballon. Dabei wird der Nach- oder der Vornahme gewählt, je nachdem wie sich die Gruppenmitglieder untereinander ansprechen.

  Alle gehen nach Musik im Raum durcheinander und treiben dabei mit den Händen schlagend ihre Ballons vor sich her. Bei Musikstopp lassen alle ihre Ballons zu Boden fallen. Sie werden mit den Füßen kurz durcheinander gekickt. Dann nimmt sich jede(r) einen beliebigen Ballon und sucht die Person, deren Name darauf steht. Dieser Person darf er bzw. sie eine kurze Frage stellen, z.B. nach Leibgerichten, Körpergröße, Hobby usw. Haben alle ihre Zielperson ermittelt und sind alle Fragen gestellt und beantwortet, geht die Musik weiter und es beginnt die nächste Runde. Es sollten ca. fünf Runden gespielt werden.

  Am Ende werden die Informationen zusammengetragen, die auf diese Weise von den Gruppenmitgliedern in Erfahrung gebracht wurden.

- Wie oben, aber bei Musikstopp werden Luftballons gleicher Farben miteinander getauscht, also rot mit rot, blau mit blau usw. Alle SpielerInnen müssen einen anderen Ballon bekommen. Dazu muss manchmal auch jemand zwei Mal tauschen. Bei jedem Tausch stellen sich die SpielerInnen einander mit Namen vor.

- Wie oben, aber Ballons dürfen nur gegen eine andere Farbe eingetauscht werden.

- Bei Musikstopp finden sich alle SpielerInnen mit Luftballons gleicher Farbe zusammen, d.h. eine rote, eine blaue, eine gelbe Gruppe usw. Innerhalb der Gruppe werden nun die in Erfahrung gebrachten Informationen über deren Mitglieder erinnert und ausgetauscht.

# Überraschungseier

Das nachfolgend beschriebene Spiel trainiert vor allem die Differenzierungsfähigkeit, d.h. die Genauigkeit und exakte und bewusste Feinabstimmung von Bewegungen der Finger und Hände. Bei einigen Formen ist auch die Merkspanne im Spiel. Das Spiel kann ohne großen Platzaufwand in jedem Kurs im Sitzen am Tisch gespielt werden.

**Spielmaterial:**

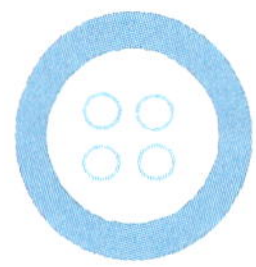

Leere Eierkartons für sechs oder zehn Eier (mit Sechserkartons sind einige Spielversionen einfacher und mit Zehnerkartons schwieriger), zum Teil innen farbig ausgemalt mit Deckfarben, und viele Knöpfe in verschiedenen Farben.

**Spielregel:**

Es werden Kleingruppen je vier bis sechs SpielerInnen gebildet. Jede Gruppe benötigt einen Eierkarton für sechs oder zehn Eier und viele Knöpfe. Der Eierkarton wird in die Mitte gestellt und die Knöpfe werden auf dem Tisch verteilt. Es gilt nun, die Knöpfe in den Eierkarton hineinzuschnippsen, indem immer mit einem Knopf auf den äußeren Rand eines anderen gedrückt wird. Viele TeilnehmerInnen kennen diese Handhabung noch von dem traditionellen *Flohspiel*, das früher in vielen Familien zum allgemeinen Spielerepertoire gehörte. Wahlweise kann reihum gespielt werden oder alle SpielerInnen zielen gleichzeitig auf den Karton.

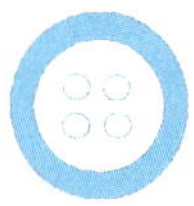

Sobald alle Knöpfe im Karton gelandet und die SpielerInnen mit der allgemeinen Handhabung vertraut sind, können die Aufgaben schwieriger werden.

**Veränderungsmöglichkeiten:**

- Wie oben, aber es wird in zwei oder mehr Kleingruppen gespielt. Jede Gruppe erhält eine gleiche Anzahl an Knöpfen, die alle auf die beschriebene Weise in den Eierkarton befördert werden sollen. Welche Gruppe hat am schnellsten alle Knöpfe ins Ziel gebracht?
- Wie oben, aber es wird nicht nur Schnelligkeit bewertet, sondern auf

dem Weg in den Eierkarton darf kein Knopf vom Tisch herunter auf den Boden fallen. Für jeden heruntergefallenen Knopf muss die Gruppe zusätzlich zum aufgehobenen noch einen weiteren Knopf (aus einem Depot) ins Ziel befördern.

- Wie oben, aber die Knöpfe sollen je nach Farbe in den Karton oder in den Deckel gespielt werden. Welche wohin gehören, wird zuvor gemeinsam vereinbart, z.B. die hellen in den Karton und die dunklen in den Deckel oder alle blauen, roten und gelben in den Karton und die weißen, schwarzen und braunen in den Deckel usw. Wird diese Form zwischen zwei oder mehreren Kleingruppen um die Wette gespielt, so wird am Ende gezählt, wie viele Knöpfe auf der richtigen Seite gelandet sind. Für jeden falschen wird ein richtiger abgezogen. Welche Mannschaft erhält die meisten Punkte?
- Wie oben, aber kommt auf besondere Zielgenauigkeit an. Die Eierkartons sind innen in verschiedenen Farben ausgemalt, ein Fach gelb, eines blau, eines rot usw. Nun sollen die Knöpfe nicht mehr beliebig irgendwo im Karton landen, sondern jeder Knopf in dem Fach seiner Farbe. Ein brauner Knopf gehört nun einmal nicht in das schwarze Fach, sondern in das braune, der gelbe nicht in das rote, sondern das ihm entsprechende. Wichtig ist, dass wirklich zu allen Farben im Eierkarton auch Knöpfe vorhanden bzw. für alle Knöpfe auch Farben im Eierkarton sind. Falls nicht so viele verschiedenfarbige Knöpfe vorhanden sind, können mehrere Fächer in gleicher Farbe ausgemalt werden, so dass ein Zehnerkarton z.B. drei blaue, zwei rote, drei braune und zwei weiße Fächer enthält.
- Für diese Version wird je Person ein neutraler, unbemalter Eierkarton benötigt sowie ein weiterer je Gruppe, außerdem je Gruppe viele Knöpfe.

  Jede Gruppe stellt einen Eierkarton in die Mitte. Dort hinein legt reihum immer ein Gruppenmitglied, für die anderen nicht sichtbar, zunächst fünf Knöpfe und schließt den Deckel. Dann wird der Karton wieder für alle sichtbar in die Mitte gestellt. Sind alle konzentriert, wird der Deckel für wenige Sekunden gelüftet und alle versuchen, sich die Positionen der Knöpfe zu merken. Sobald der Deckel wieder geschlossen ist, füllen alle SpielerInnen den eigenen Karton mit Knöpfen, die jeweils möglichst in den gleichen Fächern platziert werden sollen. Haben alle ihre Knöpfe untergebracht, wird der Deckel des Kartons in der Mitte wieder gelüftet, damit die Ergebnisse überprüft werden können. Die Position des Kartons sollte möglichst genau beachtet werden, d.h. an welcher Seite die Öffnung, an welcher die Deckelklappe befestigt ist. Bei mehreren Spielrunden sollten alle mal den eigenen Karton in gleicher Richtung wie den in der Mitte platzieren, aber auch mal gedreht, damit sie umdenken müssen.

- Wie oben, aber es wird mit bunt ausgemalten Eierkartons gespielt. Nun kommt es nicht nur darauf an, sich die Position von Knöpfen im Karton zu merken, sondern zusätzlich, welche Farbe der jeweilige Knopf hat, also blauer Knopf im roten Fach, schwarzer Knopf im weißen usw. Bei dieser Version ist es wichtig, dass tatsächlich genügend Knöpfe von jeder Farbe vorhanden sind, damit sich die Vorgaben von allen nachlegen lassen.
- Mit etwas Übung können die Gruppen auch noch kniffligere Varianten erfinden, z.B. unterschiedliche Anzahlen verschiedener Farben je Fach, Einbeziehen der Spitzen zwischen den Fächern usw.

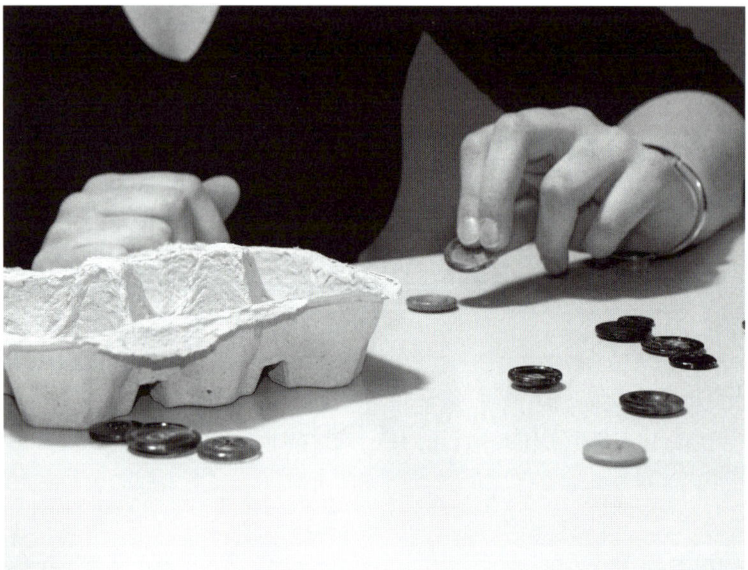

# Zum Kugeln

Dieses Spiel trainiert vor allem die Wahrnehmung und koordinative Fähigkeiten. Es kann wahlweise am Tisch oder mit mobilen Gruppen und bei größerem Bewegungsraum am Boden gespielt werden.

## Spielmaterial:

Benötigt werden viele Bälle und Kugeln (die Begriffe werden im Folgenden synonym verwendet) aller Art in verschiedenen Größen und aus unterschiedlichen Materialien, z.B. Tischtennisbälle, Tennisbälle, Schaumstoffbälle, Vollgummibälle, hohle Plastikbälle, Jonglierbälle, Styroporkugeln, Billardkugeln usw.

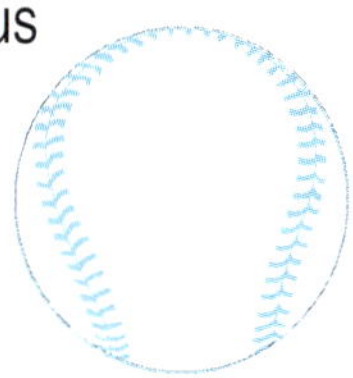

## Spielregel:

Die Gruppe, je nach Personenzahl gegebenenfalls aufgeteilt in zwei oder mehr Kleingruppen, sitzt um einen Tisch herum.

Ein beliebiger Ball soll durch Rollen reihum um den Tisch herum, später auch kreuz und quer durcheinander, weitergegeben werden. Zwischendurch wird dabei immer wieder die Richtung gewechselt. Die SpielerInnen sollen dabei bewusst auf den Ball achten, seine Eigenschaften wahrnehmen: Wie fühlt er sich an? Wie klingt er beim Rollen? Welche Geschwindigkeit entwickelt er? Wie zielgenau rollt er? usw.

Sind alle mit einem Ball bzw. der Kugel vertraut, wird das nächste Gerät eingesetzt. So sollten mindestens fünf bis sechs verschiedene ins Spiel genommen werden. Waren alle Kugeln eine Zeit lang im Spiel, beginnt die nächste Phase. Reihum schließt immer ein(e) SpielerIn die Augen. Die anderen spielen sich gegenseitig einen Ball kreuz und quer über den Tisch zu. Die Person mit den geschlossenen Augen soll am Geräusch erraten, um welche Kugel bzw. welchen Ball es sich handelt und diesen genau beschreiben oder benennen.

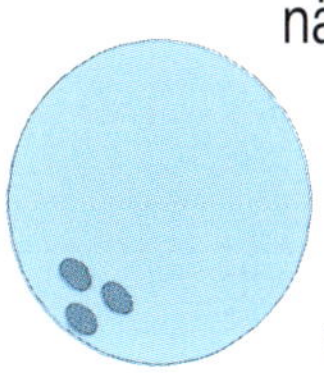

## Veränderungsmöglichkeiten:

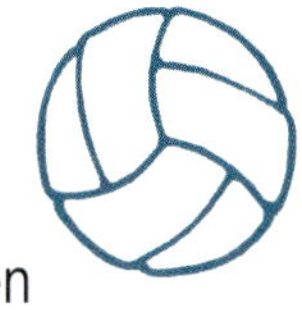

- Wie oben, aber alle SpielerInnen schließen in der zweiten Phase die Augen, und die Gruppenleitung wählt einen Ball aus, den sie ins Spiel bringt. Die TeilnehmerInnen sollen den Ball (langsam) auf dem Tisch hin- und herrollen und dabei am Geräusch erkennen, wann der Ball auf sie zukommt und sie am Spiel sind. Der Ball soll möglichst nicht vom Tisch fallen. Bei dieser Form müssen die SpielerInnen relativ eng um den Tisch herum sitzen und sehr still sein, damit die Rollgeräusche gut wahrgenommen werden können.
- Erste Spielphase wie oben. In der zweiten Phase kommt es dieses Mal nicht auf die akustische, sondern auf die taktile Wahrnehmung an. Ein Ball wird von der Gruppenleitung ausgewählt und ins Spiel gebracht. Alle SpielerInnen halten die Augen geschlossen und geben reihum den Ball weiter. Erst wenn alle einmal den Ball in der Hand hatten, wird gemeinsam überlegt, um welchen es sich handeln könnte.

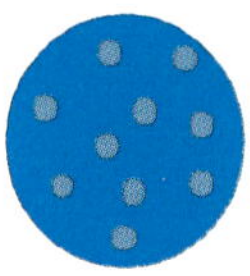

- Auf dem Tisch oder auf dem Boden werden mehrere Gassen markiert (mit Kreide gezeichnet oder mit Tesakrepp geklebt). Die Gassen sollten etwas breiter sein als der Durchmesser des größten Balls. Alle SpielerInnen nehmen sich eine beliebige Kugel. Diese rollen sie mit einer Hand möglichst schnell durch die Gasse, ohne die Seitenmarkierungen zu berühren. Es wird mit verschiedenen Bällen und wechselweise mit der rechten und der linken Hand geübt.
- Wie oben, aber die Kugeln werden nicht mit der Hand, sondern mit den Füßen durch die Gasse gerollt.
- Wie oben, aber es wird zu Paaren gespielt. A schließt die Augen und rollt die Kugel blind durch die Gasse. B darf mit geöffneten Augen Tipps geben und dirigieren.
- Wie oben, aber A soll dabei gleichzeitig versuchen, die Entfernung einzuschätzen und ansagen, wenn er bzw. sie meint, gleich am Ziel angekommen zu sein.
- Wie oben, aber in den Gassen werden Hindernisse eingebaut, die es zu umrollen gilt.

# Bunte Klammerparade

Die beschriebenen Spielformen trainieren vor allem feinmotorische Fähigkeiten, zum Teil auch Kooperationsfähigkeit und die Merkspanne. Viele Übungen sind auf engem Raum im Sitzen durchführbar, andere benötigen mehr Bewegungsraum.

## Spielmaterial:

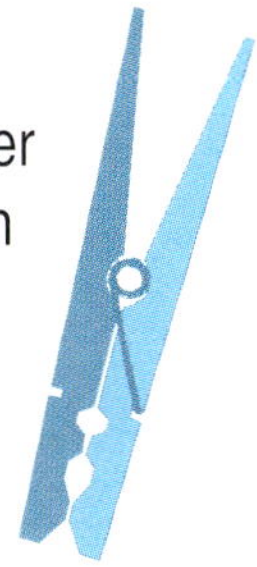

Benötigt wird je Kleingruppe von vier bis sechs Personen ein großer Korb voller bunter Wäscheklammern, außerdem für einige Formen eine Zauberschnur oder ein breites bzw. dickes Gummiband. Die Gruppenleitung braucht für einzelne Spielformen Farbkarten oder Tücher in den Farben der Wäscheklammern.

## Einzelübungen:

- Nacheinander verschiedene Sorten von Wäscheklammern zusammendrücken und loslassen, sie anschließend nach Stärke der Feder sortieren: die, die sich am leichtesten zusammendrücken lassen an den Anfang, für die am meisten Kraft aufzuwenden ist, an den Schluss.
- Eine Wäscheklammer nacheinander mit Daumen und Zeigefinger, Daumen und Mittelfinger bis zu Daumen und kleinem Finger zusammendrücken.
- Zwei Wäscheklammern auf den Tisch legen und gleichzeitig mit jeder Hand eine zusammendrücken mit Daumen und wechselnden Fingern vom Zeigefinger bis zum kleinen Finger.
- Wie oben, aber beide Hände arbeiten in der Reihung gegenläufig, d.h. während die eine Hand mit Daumen und kleinem Finger beginnt, fangen an der anderen Daumen und Zeigefinger an.

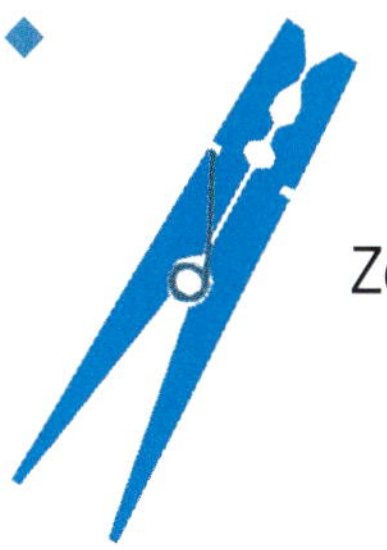

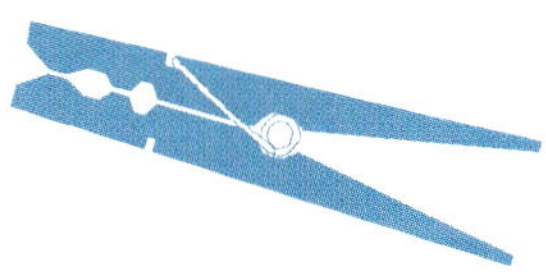

## Spielregel für Gruppen:

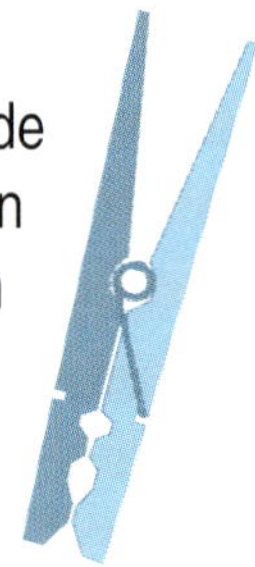

Es werden Kleingruppen je vier bis sechs Personen gebildet. Jede Gruppe versucht, gemeinsam ein Gebilde aus möglichst vielen Klammern zu konstruieren. Das diffuse Gebilde muss auch dann zusammenbleiben, wenn es vom Tisch vorsichtig abgehoben wird. Dabei herausfallende Klammern werden nicht mitgezählt. Welche Gruppe bringt die meisten Klammern in einem einzigen Gebilde unter?

## Veränderungsmöglichkeiten:

- Jede Kleingruppe braucht außer den Wäscheklammern noch eine Leine, bestehend aus einer Zauberschnur oder einem Gummiband, das so zu einem Ring zusammengeknotet wird, dass die Größe passend ist, damit alle Gruppenmitglieder um den Tisch sitzend ein Stück Schnur greifen können. Alle TeilnehmerInnen halten mit einer Hand ein Stück Schnur. Nach dem Startzeichen der Gruppenleitung beginnen alle, so schnell wie möglich Wäscheklammern an der Leine zu befestigen. Welche Gruppe hat nach einer Minute die meisten Klammern untergebracht?

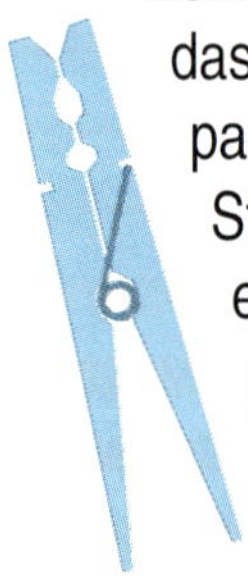

- Wie oben, aber die Hände werden gewechselt.
- Wie oben, aber jedes Gruppenmitglied muss eine bestimmte Farbfolge anklammern. Die Gruppenleitung nennt im Sekundentakt eine Farbfolge, z.B. „grün – gelb – blau – rot – weiß“. Erst nach Ende der Ansage darf geklammert werden. Welche Gruppe bringt die meisten richtigen Farbfolgen zu Stande?

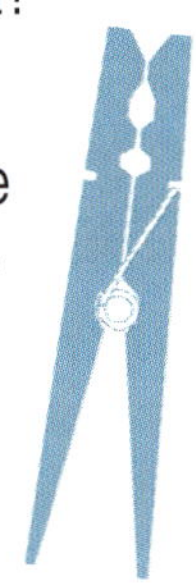

- Wie oben, aber die Farbfolge wird nicht von der Gruppenleitung vorgegeben, sondern unterschiedlich in jeder Kleingruppe reihum von einem Mitglied. Der Spieler bzw. die Spielerin klammert eine Farbfolge an, zeigt sie den anderen am Tisch wenige Sekunden lang und verdeckt sie dann mit einem Tuch. Die anderen versuchen, sofort anschließend die Farbfolge nachzuklammern.
- Wie oben, aber die Gruppenleitung sagt eine Farbfolge an, die aber

gleichzeitig Angaben zu unterschiedlichen Stückzahlen enthält, z.B. „vier blau, zwei gelb, eine grün, fünf rot". Die Gruppe versuchen, die angesagte Folge als Gemeinschaftsprodukt zu klammern, ohne sich dabei verbal zu verständigen. Einmal gesetzte Klammern dürfen nicht entfernt werden. Welche Gruppe hat am Ende ein richtiges Ergebnis?

- Die gesamte Gruppe spielt miteinander. Alle bewegen sich durcheinander gehend durch den Raum. Alle TeilnehmerInnen haben jeweils drei beliebige Wäscheklammern bei sich, die sie an ihrer Kleidung befestigen. Im Vorbeigehen sollen möglichst schnell viele Klammern getauscht werden. Die TeilnehmerInnen zählen jeden Tauschvorgang. Wer hat nach drei Minuten die meisten Klammern getauscht?

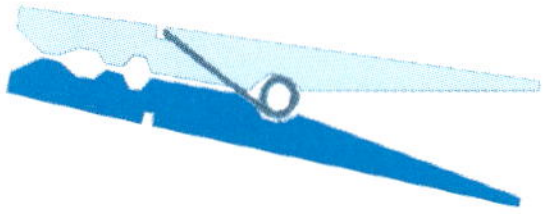

- Wie oben, aber es dürfen immer nur bestimmte Farben getauscht werden. Zu diesem Zweck hat die Gruppenleitung Farbkarten (oder bunte Tücher), die sie im Wechsel zeigt. Wird die gelbe Karte gezeigt, sollen gelbe Klammern getauscht werden, ist die rote Karte sichtbar, werden Wäscheklammern dieser Farbe untereinander gewechselt.
- Wie oben, aber die Klammern der jeweils angezeigten Farbe werden nicht getauscht, sondern einfach *geklaut*, müssen aber von den Klammerdieben an der eigenen Kleidung befestigt und können von dort wieder *geklaut* werden. Ist gerade Blau an der Reihe, dürfen nur blaue Klammern *geklaut* werden. Wer hat bei Spielende von welcher Farbe die meisten Klammern zusammengebracht?

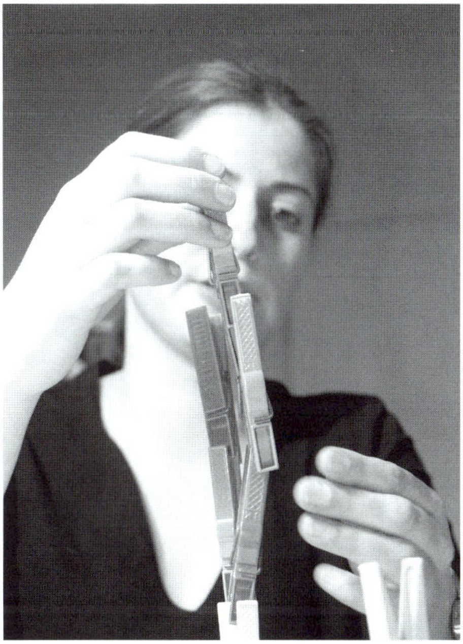

# Stein auf Stein

Die folgenden Übungen trainieren vor allem die visuelle und taktile Wahrnehmung und die Rhythmisierungsfähigkeit, aber auch Kooperationsfähigkeit ist gefragt. Abhängig von der Auswahl der einzelnen Übungsformen und Variationen, sind sie entweder auf engem Raum im Sitzen am Platz durchführbar oder mit Bewegungsraum in der Fortbewegung.

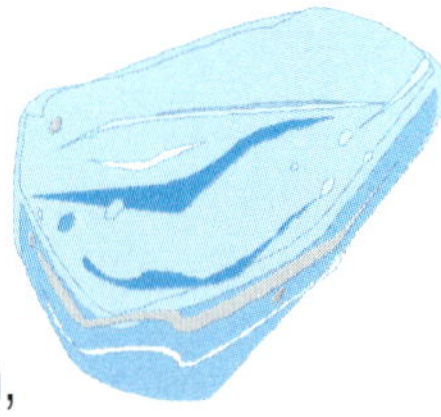

**Material:**

Benötigt werden Kieselsteine unterschiedlicher Form und Farbe. Die Größe der Steine sollte so bemessen sein, dass sie gut in einer Hand zu halten bzw. zu verstecken sind, also nicht zu groß, aber dennoch groß genug, dass sie gut zu greifen sind. Ein Durchmesser von ca. vier bis fünf Zentimeter ist ideal. Die Steine können von der Gruppenleitung mitgebracht werden. Dann sollten mindestens zwei Steine je Person zur Verfügung stehen; bei einer Spielform werden fünf Steine je Person benötigt. Falls die Rahmenbedingungen dies zulassen, kann die Gruppe aber die Steine auch gemeinsam suchen, d.h. jede(r) SpielerIn sucht sich selbst zwei bzw. fünf Kieselsteine.

**Übungen:**

- Es wird ein Stein je Person benötigt. Die TeilnehmerInnen befühlen den eigenen Stein und achten dabei genau auf Form und Oberfläche. Anschließend werden Kleingruppen zu vier bis sechs Personen gebildet, die alle Steine auf den Tisch oder den Boden in ihre Mitte legen. Dann werden nacheinander mit geschlossenen Augen alle Steine betastet und alle sollen möglichst den eigenen wieder herausfinden.

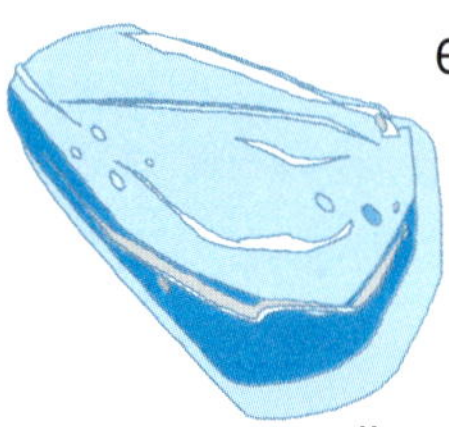

  Die Übung kann erschwert werden, indem zusätzliche Steine hingelegt werden, die niemandem aus der Gruppe gehören.
- Alle TeilnehmerInnen erzeugen gleichzeitig mit jeweils einem Stein Geräusche, indem sie (vorsichtig!) auf den Tisch klopfen. Nach einer kurzen Phase des Ausprobierens wird der Lärm unerträglich, und die

Gruppe soll versuchen, ohne verbale Absprache in einen gemeinsamen Rhythmus zu kommen.

- Es werden Paare gebildet. Je Person sind zwei Kieselsteine im Einsatz. A klopft die eigenen Steine gegeneinander und erzeugt so einen Rhythmus, den B zunächst anhört und dann mit seinen bzw. ihren Steinen nachschlägt. Anschließend wird gewechselt, d.h. B gibt vor und A klopft nach.
- Es wird wie oben zu Paaren geübt. Jedes Paar verfügt über vier Kieselsteine. Beide untersuchen zunächst alle vier Steine genau auf deren Beschaffenheit. Dann schließt A die Augen. B wählt einen der vier Steine aus, nimmt ihn in die Hand, beschreibt ihn mit Worten und legt ihn anschließend wieder an den gleichen Platz zurück. Danach öffnet A die Augen und rät, welchen Stein B ausgewählt hatte.

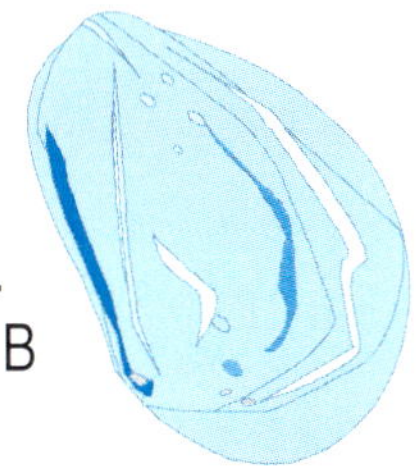

- Die gesamte Gruppe spielt zusammen. Alle Steine werden auf dem Tisch in der Mitte ausgebreitet. Aus dem vorhandenen Material gilt es nun, ein möglichst hohes Bauwerk entstehen zu lassen. Dazu kann, je nach Beschaffenheit der einzelnen Steine, ein Turm, eine Pyramide oder einfach ein Berg aufgeschichtet werden. Ziel dabei ist, alle Steine unterzubringen und in das Bauwerk einzubeziehen, so dass keiner herunterfällt.
- Die Gruppe geht nach Musik im Raum durcheinander. Dabei hält jede(r) einen Stein in der Hand. Sobald sich zwei TeilnehmerInnen begegnen, tauschen sie ihre Steine miteinander.
- Wie oben, aber die Steine werden bei der Übergabe genau betrachtet. Jede(r) TeilnehmerIn darf nur solche tauschen bzw. annehmen, die noch nicht in den eigenen Händen waren.
- Die Steine, zwei je Person, werden im Raum auf dem Boden verteilt. Nach Musik geht die Gruppe nun im Raum durcheinander. Dabei sollen möglichst viele Steine mit dem Fuß jeweils kurz angetippt werden.
- Die Steine liegen wie oben im Raum verteilt auf dem Boden. Alle TeilnehmerInnen suchen sich jeweils einen eigenen Raumweg, vorbei an fünf Steinen, die jeweils mit dem Fuß kurz angetippt werden. Sofort

anschließend versuchen sie, exakt die gleichen Weg noch einmal nachzuvollziehen. Danach folgt ein neuer Weg, vorbei an fünf anderen Steinen.

- Die Gruppe geht nach Musik im Raum durcheinander. Alle TeilnehmerInnen verstecken ihre zwei Steine an beliebigen Stellen. Sind alle Steine verborgen, gibt die Gruppenleitung ein Signal und alle schwärmen aus, um jeweils zwei Steine zu suchen. Das dürfen aber nicht die eigenen sein.

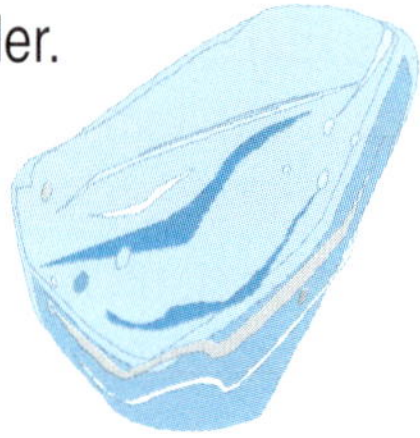

- Wie oben, aber es sind mehr Steine im Einsatz, ca. fünf je Person. Sobald die Suchphase beginnt, versuchen alle, möglichst viele Steine zu ergattern. Nur die eigenen dürfen nicht darunter sein. Wer bringt am Ende die meisten Steine zusammen?

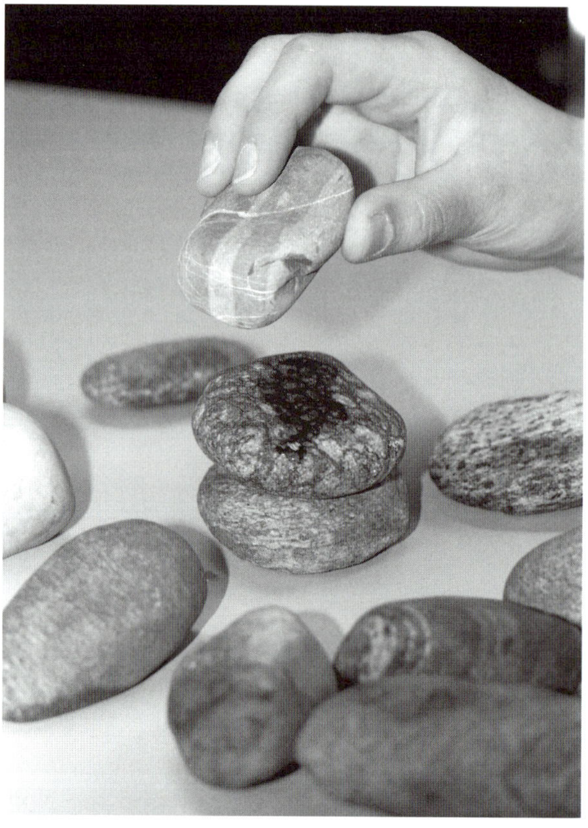

# Brettchen für den Kopf

Die nachfolgend beschriebenen Spiel- und Übungsformen trainieren vor allem die Auge-Hand-Koordination und die Reaktionsschnelligkeit. Einige Übungen sind auf engem Raum durchführbar, andere, vor allem Spielformen, benötigen einen größeren Bewegungsraum.

**Spielmaterial:**

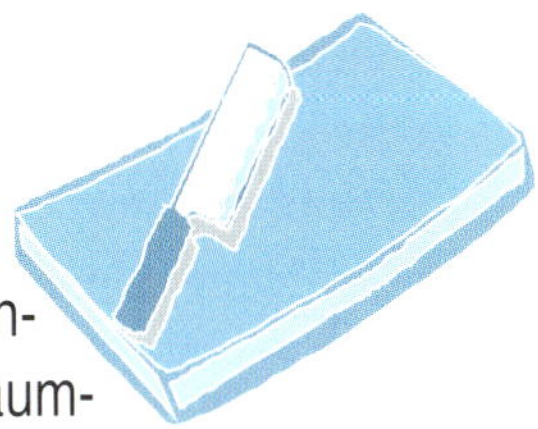

Je Person werden ein kleines, möglichst rechteckiges Frühstücksbrettchen und ein Tischtennisball oder ein anderer kleiner Ball benötigt. Alternativ zu den Tischtennisbällen können auch Trainings-Tennisbälle aus Schaumstoff eingesetzt werden, die langsamer fliegen und den TeilnehmerInnen daher mehr Zeit für die Reaktion lassen. Für eine Spielversion werden Tischtennisbälle in zwei verschiedenen Farben gebraucht.

**Einzelübungen:**

Zunächst machen sich alle TeilnehmerInnen mit ihren Geräten einzeln vertraut.

- Brettchen möglichst schnell mit beiden Händen um die Querachse drehen, wechselweise in beide Richtungen, d.h. zum Körper hin und vom Körper weg.
- Brettchen an den Schmalseiten jeweils zwischen Zeige- und Mittelfinger klemmen und schnell um die Querachse drehen, wechselweise in beide Richtungen, d.h. zum Körper hin und vom Körper weg.

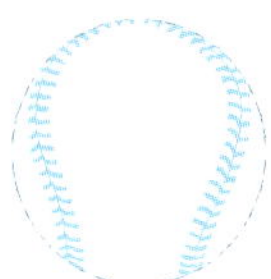

- Brettchen an den Schmalseiten zwischen beiden Zeigefingern einklemmen und unter Zuhilfenahme der anderen Finger schnell drehen, wechselweise in beide Richtungen, d.h. zum Körper hin und vom Körper weg.
- Tischtennisball mit einer Hand über möglichst lange Zeit aus ca. 10 cm Höhe immer wieder auf den Tisch prellen und auffangen.
- Tischtennisball über möglichst lange Zeit durch Schlagen mit der Handfläche auf dem Tisch prellen, zunächst mit der rechten, dann mit

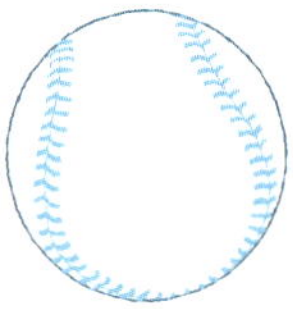

der linken Hand, später abwechselnd rechts und links.

- Tischtennisball auf das Brettchen legen und in verschiedenen Positionen möglichst lange darauf balancieren, zunächst am Platz, später auch in der Fortbewegung.
- Tischtennisball auf das Brettchen legen und vorsichtig darauf hin- und herrollen, ohne dass der Ball hinunterfällt.
- Den Tischtennisball mit dem Brettchen hochschlagen und wieder auffangen, den Ball möglichst lange darauf springen lassen.

**Partnerübungen:**

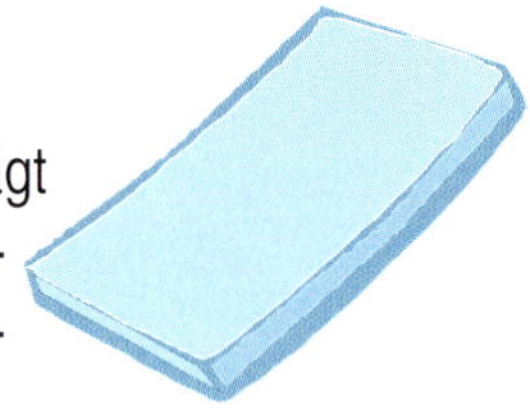

- A hält mit einer Hand das Brettchen und schlägt mit der anderen darauf verschiedene Rhythmen. B versucht, den Rhythmus nachzuschlagen.
- A und B klemmen zunächst einen, später beide Tischtennisbälle zwischen ihre Brettchen und bewegen diese in verschiedene Positionen, zunächst am Platz, später auch in der Fortbewegung.
- A und B sitzen einander gegenüber und rollen einen Tischentennisball mit Hilfe ihrer Brettchen zwischen sich hin und her.
- Wie oben, aber der Tischtennisball wird nicht gerollt, sondern mit den Brettchen geschlagen (wie beim Tischtennis). Bei dieser Form geht es mehr um Kooperation, also um zielgerichtetes Zuspiel als um Austricksen des Gegners.
- Wie oben, aber der Ball wird beim gegenseitigen Zuspiel nicht auf den Tisch, sondern auf den Boden geschlagen. Diese Version braucht viel Platz.

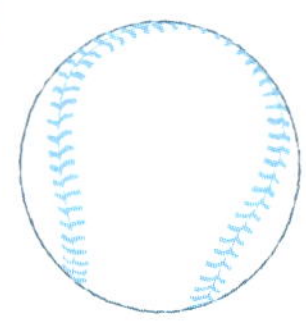

**Spielform in Gruppen:**

- Jeweils vier bis sechs SpielerInnen sitzen oder stehen im Kreis und spielen sich kreuz und quer einen Tischtennisball mit ihren Brettchen gegenseitig zu. Hier steht das Miteinander, nicht das Gegeneinander im Mittelpunkt. Der Spielfluss sollte so selten wie möglich unterbrochen werden.

**Veränderungsmöglichkeiten:**

- Wie oben, aber die SpielerInnen sollen abwechselnd bei einem Schlag die rechte, beim nächsten die linke Hand benutzen.
- Wie oben, aber es wird mit zwei Bällen gleichzeitig gespielt.
- Wie oben, aber es wird mit zwei Bällen in verschiedenen Farben gespielt. Der rote Ball wird mit der rechten, der blaue mit der linken geschlagen.

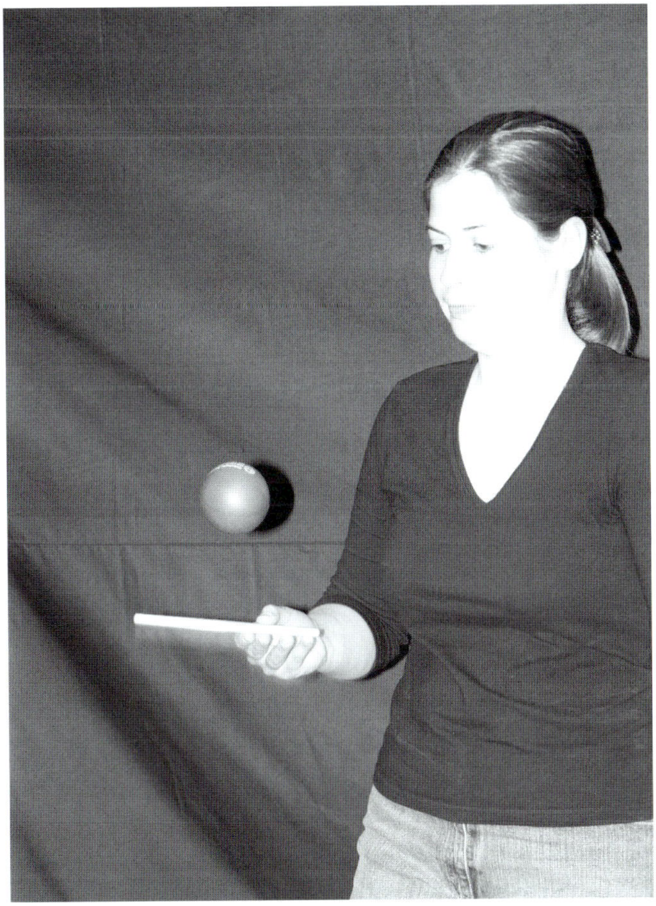

# Knie oder Ellenbogen???

Das nachfolgend beschriebene Spiel erweckt zwar zunächst den Eindruck, als sei es sehr einfach durch zu führen. Aber schon beim ersten Ausprobieren wird deutlich, wie verwirrend es tatsächlich ist. Es kann im Sitzen, Stehen oder in der Fortbewegung gespielt werden und ist daher für Gruppen aller Art vielseitig einsetzbar.
Trainiert werden vor allen Dingen Konzentration, Informations-Verarbeitungs-Geschwindigkeit und Koordination.

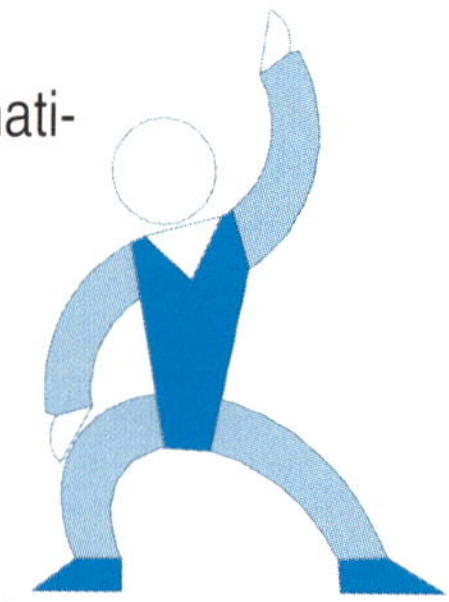

**Spielmaterial:** wird nicht benötigt.

## Spielregel:

Es werden Paare gebildet. Beide PartnerInnen A und B sitzen oder stehen einander gegenüber. Eine(r) der beiden beginnt, indem er bzw. sie eine Hand – gleichgültig, ob rechte oder linke – auf ein beliebiges eigenes Körperteil legt, zum Beispiel auf ein Knie. Gleichzeitig benennt dieselbe Person ein anderes Körperteil. Beispiel: A legt eine Hand auf sein eigenes Knie und spricht dazu „das ist mein Ellenbogen".
B beobachtet dies, nimmt beide Informationen – die gezeigte und die gesprochene – auf und setzt sie ins Gegenteil um. Sie legt ihre Hand auf den eigenen Ellenbogen und sagt gleichzeitig „das ist mein Knie". In der nächsten Runde wird getauscht. Diesmal übernimmt B die Initiative, gibt Bewegung und Körperteil vor, und A muss entgegengesetzt nachvollziehen.
Sobald die Paare mit dieser Form weitgehende Spielsicherheit erreicht haben, sollte zunächst das Tempo gesteigert werden. Danach können sich die Paare an die veränderten Versionen heran wagen.

## Veränderungsmöglichkeiten:

- Wie oben, aber es werden „rechts" und „links" mit einbezogen. „Das ist mein linkes Auge", während ich auf mein rechtes Knie zeige usw.
- Wie oben, aber das Spiel wird – quasi als Kette – immer weiter fortgesetzt: A zeigt auf ein Knie und sagt „das ist mein Ellenbogen". B

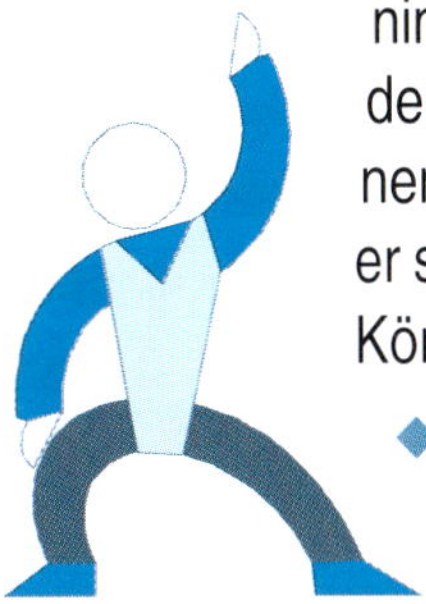

nimmt nur die gesprochene Information auf, legt die Hand auf den eigenen Ellenbogen und spricht „das ist mein Nacken", nennt also ein beliebiges neues Körperteil. A setzt fort, indem er seine Hand zum Nacken führt und dabei wieder ein neues Körperteil benennt.

- Wie vorher, aber die Kette wird nicht zu Paaren, sondern in der gesamten Gruppe gemeinsam gebildet, während alle im Kreis sitzen oder stehen.

- Wie oben - A zeigt auf sein Knie und sagt „das ist mein Ellenbogen", aber B zeigt anschließend auf ein beliebiges anderes Körperteil von sich und sagt dazu „das ist mein Knie". Sie nennt also die reale Bezeichnung des Körperteils, auf das A gezeigt hat.
- Wie vorher, aber die Paare gehen beim Spiel durcheinander im Raum umher. Bei einem entsprechenden Signal der Spielleitung – z. B. Zuruf, Klatschen, Gong o.ä. – mischt sich die Gruppe neu, und alle suchen neue PartnerInnen.
- Wie oben unter Einbeziehung von „rechts" und „links". Dabei werden nur solche Körperteile angezeigt und genannt, die auf beiden Seiten vorhanden sind, also rechtes/linkes Ohr, rechter/linker Zeigefinger usw.

  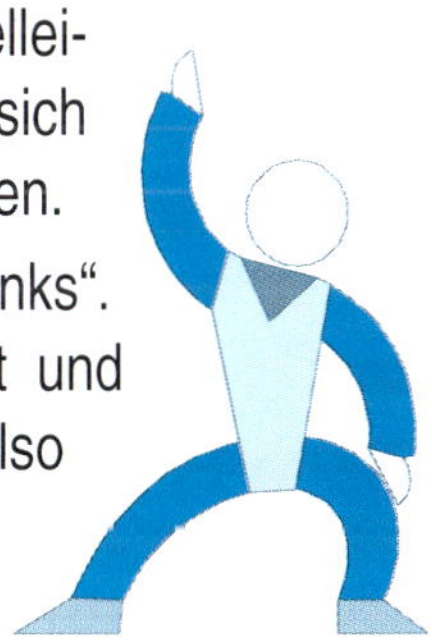

  Der Partner bzw. die Partnerin nimmt die Gesten und die Ansage des Gegenübers auf, übernimmt aber immer das Gegenteil.

  A zeigt auf sein linkes Knie, sagt „das ist mein linker Ellenbogen". B zeigt auf ihr rechtes Ohrläppchen und spricht „das ist mein rechtes Knie".

# Bierdeckel-Lauf

Dieses Spiel kann – je nach räumlichen Voraussetzungen – drinnen oder im Freien stattfinden. In jedem Fall braucht es relativ viel Platz. Deshalb bietet es sich bei „normalen" Kurssituationen meist an, mit der Gruppe zum Spielen kurz nach draußen zu gehen oder – falls vorhanden – ein Foyer, eine Eingangshalle o.ä. dafür zu nutzen. Es eignet sich nur für gehfähige, weitgehend mobile Gruppen.
Trainiert werden – je nach Auswahl der Spielform – neben Ausdauer und Gleichgewicht vor allem Anpassung an Gruppe und Musik, Informations-Verarbeitungs-Geschwindigkeit und Merkspanne.

## Spielmaterial:

- Bierdeckel, je nach Größe von Raum und Gruppe ca. 25-50 Stück. Sie sind in der Regel kostenlos in Gaststätten, bei Brauereien oder Getränkemärkten zu haben.
- eventuell CDs, MCs o. ä. und Abspielgerät, wenn Musikbegleitung gewünscht.

## Spielregel:

Die Bierdeckel werden auf dem Boden ausgelegt.
Die Gruppe geht oder läuft durcheinander im Raum oder im Freien um die Bierdeckel herum, ohne diese zu berühren. Dies kann wahlweise mit Begleitmusik oder mit eigenemGesang geschehen.
Durch die Musik lässt sich das Tempo der Fortbewegung bestimmen. Wird ein Rock'n Roll gewählt, sollte die Gruppe über entsprechende Ausdauer verfügen. Soll es eher gemäßigt zugehen, ist eine Marschmusik zu bevorzugen. Singen die Beteiligten selbst ein Wanderlied, aktivieren sie sich damit noch zusätzlich.
Beim Gehen oder Laufen achten alle auf die Spielleitung und deren Signale bzw. einen Musik-Stopp. Sobald solch ein Signal auftaucht, sind bestimmte Aufgaben zu erfüllen. Bei Wieder-Einsetzen der Musik oder einem Kommando der Spielleitung geht's weiter mit der Fortbewegung. Die Kommandos können heißen:

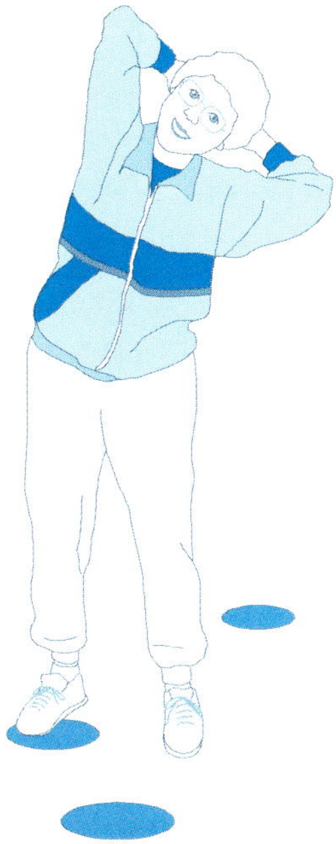

- auf einem Bierdeckel stehen
  - mit einem Fuß,
  - mit dem rechten/linken Fuß,
  - mit beiden Füßen,
  - mit einer Ferse,
  - mit der rechten/linken Ferse,
  - mit einem großen Zeh, .....
- mit beiden Füßen auf je einem Bierdeckel stehen (dazu müssen genügend Bierdeckel vorhanden sein und sie sollten dicht genug aneinander liegen);
- mit einer Hand und einem Fuß je einen Bierdeckel berühren;
- nur auf Bierdeckeln stehen, der Boden darf nicht berührt werden (d. h. in jedem Fall Ballenstand mit einem Fuß und einem Bierdeckel oder mit zweien auf beiden Füßen;
- wie vorher, aber gegengleich, also rechte Hand und linker Fuß oder umgekehrt;
- mit dem angesagten Körperteil einen Bierdeckel berühren - z.B. rechter Zeigefinger, linker Ellenbogen, rechte Hütte ...

## Veränderungsmöglichkeiten:

- Die Bierdeckel haben unterschiedliche Formen - rund oder quadratisch, ggfs. auch dreieckig zugeschnitten. Auf Zuruf ist beim Musik-Stopp möglichst schnell ein runder, ein quadratischer oder ein dreieckiger Deckel zu finden.
- Wie vorher, aber die Spielleitung sagt eine Folge von Formen an, die sich die SpielerInnen merken und in dieser Folge anlaufen müssen, z. B. rund, dreieckig, rund, quadratisch, dreieckig.
- Die Bierdeckel werden mit farbigem Papier oder Karton beklebt, und liegen mit der farbigen Seite nach oben auf dem Boden. Die Spielleitung

ruft „Blau“ oder „Gelb“, und die SpielerInnen müssen möglichst schnell zu einem solchen Deckel laufen.

- Wie vorher, aber die Spielleitung nennt mehrere Farben nacheinander, die sich die SpielerInnen merken und nacheinander anlaufen müssen.
- Die Bierdeckel werden mit dicken Filzstiften mit Zahlen beschriftet 1 bis 25, 30 oder 50, je nach Anzahl. Auf Ansage der Spielleitung sollen sich alle möglichst schnell am Deckel mit der genannten Zahl einfinden.
- Wie vorher, aber die Zahlen sind unabhängig von der Anzahl der Deckel, zum Teil auch mehrfach vorhanden, z.B. 41, 78, 215 usw.
- Wie vorher, aber es wird nicht eine bestimmte Zahl angesagt, sondern „durch 3 teilbar“ oder „gerade“ ..., und die SpielerInnen suchen möglichst schnell einen Deckel, auf den das entsprechende Merkmal passt.
- Wie vorher, aber die Spielleitung nennt mehrere Zahlen, die sich die SpielerInnen merken und nacheinander anlaufen.
- Die Merkmale Form, Farbe und Zahl werden kombiniert, d.h. die Bierdeckel verschiedener Form werden alle mit unterschiedlich farbigen Kartons beklebt und mit Zahlen beschriftet.

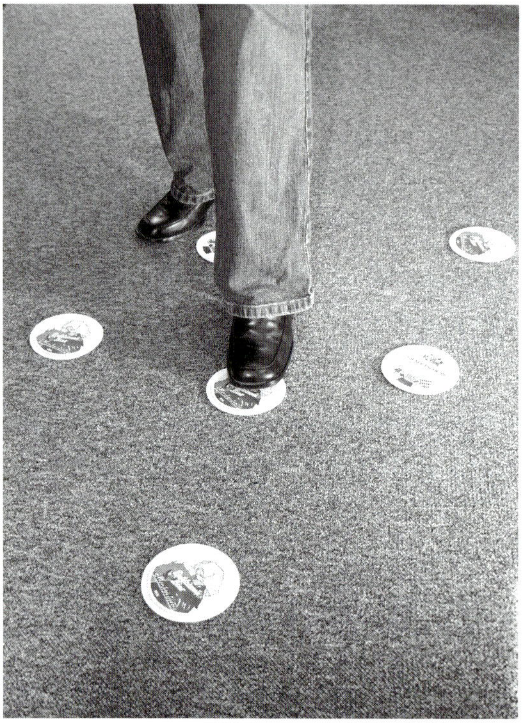

Die Spielleitung nennt drei Merkmale, z.B. „blau, rund, durch 5 teilbar“, und die SpielerInnen versuchen möglichst schnell einen Deckel zu finden, auf den all diese Faktoren zutreffen.

# Staffel-Puzzle

Dieses Spiel kann - je nach räumlichen Voraussetzungen - drinnen oder im Freien stattfinden. In jedem Fall braucht es relativ viel Platz. Deshalb bietet es sich bei „normalen" Kurssituationen meist an, mit der Gruppe zum Spielen kurz nach draußen zu gehen oder - falls vorhanden - ein Foyer, eine Eingangshalle o.A. dafür zu nutzen. Es eignet sich nur für gehfähige, weitgehend mobile Gruppen.
Trainiert werden u. a. bildliches Vorstellen, konstruktives Denken und Zusammenspiel in der Gruppe.

## Spielmaterial:

- je Gruppe von 3-4 Personen ein Puzzle (entweder Kinder-Puzzle mit ca. 10-12 Teilen oder - besser - selbst hergestellte aus Kalenderblättern oder Postkarten; die Puzzle-Motive sollten sich deutlich voneinander unterscheiden. Die Anzahl der Teile sollte für alle Gruppen gleich sein.
- ca. 12-15 kleine Plastikschüsseln, Eimer oder Markierungshütchen

## Spielregel:

Die Gruppe wird in Kleingruppen mit je 3 bis maximal 4 Personen unterteilt.
Im Raum werden die Plastikschüsseln umgedreht ausgelegt. Die Puzzleteile werden vor Spielbeginn von der Spielleitung so verteilt, dass unter jeder umgedrehten Plastikschüssel höchstens ein Puzzleteil pro Motiv liegt. Das bedeutet z. B., bei 12 Personen im Kurs werden vier Kleingruppen gebildet. Daher werden 4 verschiedene Motive benötigt, z. B. ein Blumenstrauß, ein Hund, ein Baum und ein Motorrad.
Jedes Motiv wird in 10 bis 12 Teile zerschnitten. Unter jeder Schüssel liegen bis zu 4 Teile, nämlich eines vom Blumenstrauß, eines vom Hund, eines vom Baum und eines vom Motorrad. Eine Schüssel kann sich aber auch für eine Gruppe als Niete erweisen, wenn nur 3 Teile darunter liegen, denn es sind 12 oder mehr Schüsseln im Spiel. Nach

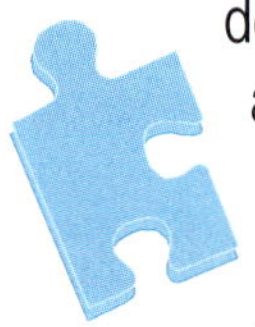

dem Startzeichen darf von jeder Gruppe eine Person los laufen und aus einer Schüssel ein Puzzleteil zum Startpunkt der Gruppe holen. Ist die Person zurück, betrachten die MitspielerInnen das Teil kurz, dann läuft die nächste Person zu einer anderen Schüssel. Findet sie hier ein Teil, das vermutlich zu dem schon vorhandenen passt, nimmt sie es mit und begibt sich zurück zur Gruppe.
Ist unter der Schüssel kein passendes Teil zu sehen, läuft sie ohne Ergebnis zurück, und die nächste Person macht sich auf den Weg zu einer anderen Schüssel. Wird ein Teil mitgebracht, das nicht zu dem bzw. den vorherigen passt, muss es umgehend zurück gebracht und unter dieselbe Schüssel gelegt werden.
Von jeder Gruppe darf immer nur ein(e) SpielerIn unterwegs sein und jeweils nur ein Puzzleteil befördern. MitspielerInnen beobachten und merken sich gut, welche Schüsseln bereits angelaufen wurden.
Welche Gruppe hat zuerst ihr Bild fertig zusammen gelegt?

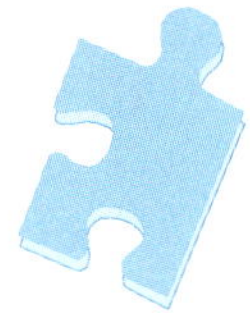

**Veränderungsmöglichkeiten:**

- Die Puzzle sind auf der Rückseite unterschiedlich farbig beklebt, sodass jede Gruppe auf Anhieb erkennt, welche Teile zu ihrem Bild gehören.
- Der Weg zu den Schüsseln muss auf bestimmte Weise zurückgelegt werden, z. B. hüpfend, seitwärts gehend, auf einem Bein, auf allen Vieren ...

# Becher-Balance

Die folgenden Spielformen können im Sitzen, Stehen oder in der Fortbewegung gespielt werden. Sie sind daher für Gruppen aller Art vielseitig einsetzbar. Werden die Übungen mit Fortbewegung durchgeführt, ist ein entsprechend großer Bewegungsraum erforderlich. Es kann auch im Freien gespielt werden.
Trainiert werden damit vor allen Dingen allgemeine Geschicklichkeit und die Auge-Hand-Koordination, bei einigen Variationen auch Informations-Verarbeitungs-Geschwindigkeit, zum Teil in Kombination mit Merkspanne, und Basis-Lern-Geschwindigkeit.

## Spielmaterial:

- Viele große und kleine Kunststoffbecher, mindestens zwei Becher je Person. Solche Plastikbecher, die gewöhnlich in den recyclebaren Müll wandern, können – ausgewaschen – als Trainingsgeräte verwendet werden. Normale Joghurtbecher eignen sich ebenso wie hohe Sahnebecher, große Buttermilch- oder Kefirbecher etc. Am vielseitigsten sind schlicht weiße Becher ohne Aufdruck. Es können auch Partybecher, die als Einweggeschirr überall zu kaufen sind, verwendet werden. Diese sind vor allen Dingen für die Übungen sinnvoll, bei denen die Becher mit Buchstaben beschriftet werden sollen.
- Ein dicker wasserfester Folienschreiber zum Beschriften der Becher.

## Spielregel:

Die MitspielerInnen nehmen sich jede(r) einen Becher, stellen ihn mit der Öffnung nach oben auf die flache Handfläche und balancieren ihn. Der Arm wird dabei im Wechsel zum Körper hin und vom Körper weg bewegt, nach oben, unten, vorn, hinten, rechts und links, möglichst ohne dass der Becher herunterfällt.
Die Übung wird abwechselnd mit der rechten und linken Hand ausgeführt, auch in der Fortbewegung. Die Gruppe geht dabei durcheinander, ggfs. mit

Musikbegleitung oder Gesang (z.B. ein Wanderlied) und begibt sich dann zurück zur Gruppe.

**Veränderungsmöglichkeiten**:

- Wie oben, aber der Becher wird auf dem Handrücken balanciert.
- Wie oben, aber auf beiden Händen wird je ein Becher balanciert. Beide Becher werden möglichst synchron bewegt.
- Wie oben, aber beide Becher bewegen sich gegenläufig.
- Wie oben, ein Becher wird auf der Handfläche, der andere auf dem Handrücken, balanciert.
- Wie oben, aber die SpielerInnen bewegen sich rückwärts durch den Raum.
- Wie oben. Es wird mit Bechern mit unterschiedlichen bunten Reklame-Aufdrucken gespielt. Alternativ können weiße oder einfarbige Becher mit großen Farbpunkten bemalt oder beklebt werden. Auf eine entsprechende Ansage der Spielleitung hin finden sich möglichst schnell alle SpielerInnen gleicher (Haupt-)Farbe in Gruppen zusammen. An Stelle der Ansage kann von der Spielleitung auch eine visuelle Information gegeben werden, zum Beispiel ein farbiges Tuch oder eine Farbtafel, die für alle sichtbar hoch gehalten wird.

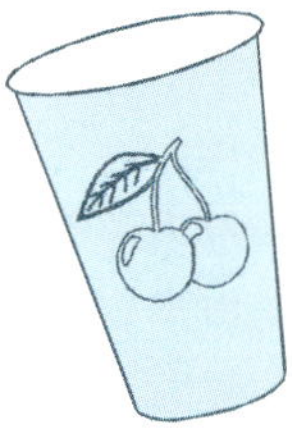

- Wie oben, aber es wird mit Bechern gespielt, die mit einzelnen Blockbuchstaben beschriftet sind. Jede(r) SpielerIn balanciert nur einen Becher. Bei einem entsprechenden Signal der Spielleitung oder bei Musikstopp finden sich so schnell wie möglich alle SpielerInnen mit gleichen Buchstaben zusammen. Je nach Zusammenstellung der Buchstaben, treffen sich in einer Ecke alle „E", in einer anderen alle „K" usw.

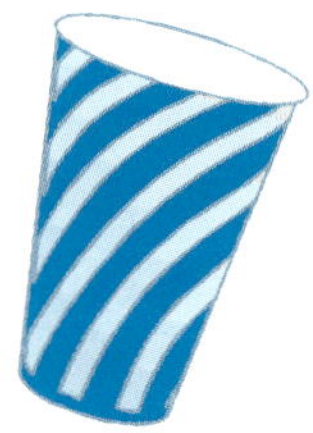

- Wie oben, aber unterschiedlichen Buchstaben für alle SpielerInnen. Beim Stoppsignal nennt die Spielleitung – je nach Leistungsniveau der Gruppe – drei, vier, fünf, oder sechs Buchstaben. Die entsprechenden SpielerInnen versuchen, sich so schnell wie möglich gegenseitig zu finden und sich in der entsprechenden Reihenfolge aufzustellen.

- Wie oben, mit einem oder zwei Bechern. Die SpielerInnen gehen eine Zeit lang durcheinander und versuchen, dabei möglichst alle im Umlauf befindlichen Buchstaben zu erkennen und sich diese zu merken. Auf ein Signal der Spielleitung stoppen die SpielerInnen ihre Fortbewegung und verstecken die Buchstaben auf den eigenen Bechern vor den anderen. Jede(r) SpielerIn hat Papier und Stift in erreichbarer Nähe. Jede(r) versucht nun, nach einer kurzen Ablenkungsphase – zum Beispiel einer Kopfrechenaufgabe – die eingespeicherten Buchstaben zu erinnern und aufzuschreiben.

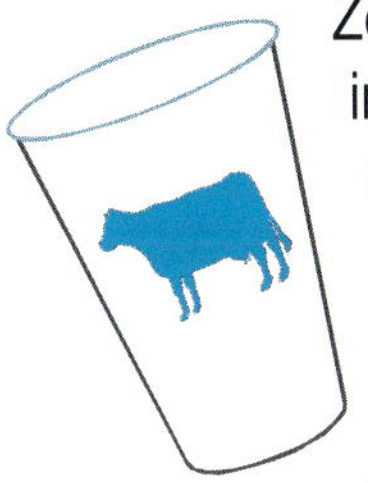

- Wie oben, aber die Auswahl der Buchstaben auf den Bechern erfolgt durch die Spielleitung so, dass sich aus den vorhandenen Buchstaben Wörter bilden lassen. Beim bzw. nach dem Aufschreiben versuchen die SpielerInnen, aus den erinnerten Buchstaben so viele Wörter wie möglich zu bilden.
- Wie oben, aber die Wörter werden nicht aufgeschrieben, sondern durch Aufstellen der SpielerInnen in entsprechender Reihenfolge gebildet. Schafft es die Gruppc, cin Wort zu bilden, ohne sich sprachlich zu verständigen?
- Wie oben, aber die Becher werden nicht mit Buchstaben, sondern mit Zahlen beschriftet. Je nach Leistungsniveau der Gruppe, können die Ziffern 0 bis 9 verwandt werden bis hin zu zwei- oder dreistelligen Zahlen. Die Aufgaben können im Addieren oder Merken liegen, im Finden von Zahlen mit gleichen Teilern usw.

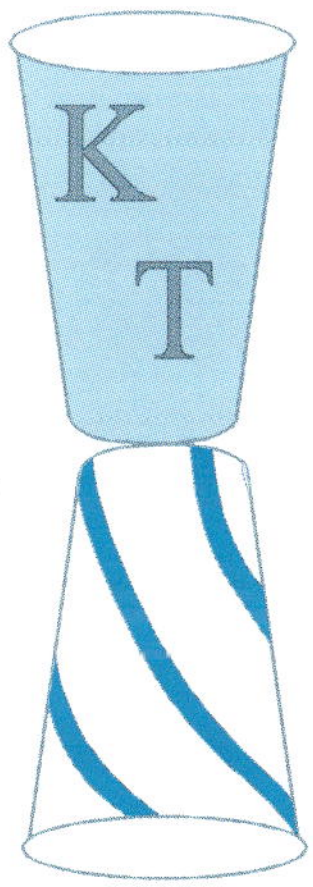


- Die Gruppe steht oder sitzt im Kreis. Im Uhrzeigersinn wird möglichst schnell ein Becher-Duo herum gegeben. Becher-Duo bedeutet, dass zwei Becher aufeinander gestapelt werden. Dabei zeigt die Öffnung des unteren Bechers nach unten, die des oberen nach oben. Natürlich soll kein Becher herunter fallen.
- Wie oben, aber es sind zwei oder mehr Becher-Duos im Spiel.

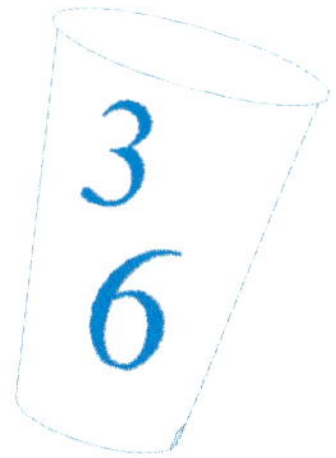


- Wie oben, aber die Becher-Duos laufen in entgegengesetzte Richtungen, eines im, eines entgegen dem Uhrzeigersinn.
- Wie oben, aber die Becher werden höher getürmt und reihum weiter gegeben. Dazu werden drei, vier, fünf oder gar noch mehr Becher aufeinander gesetzt.
- Zu Paaren oder in Kleingruppen werden Becher-Türme gebaut. Dabei wird immer im Wechsel ein Becher mit der Öffnung nach unten, der nächste mit der Öffnung nach oben, aufeinander gestellt. Besonders schwierig wird's, wenn Becher unterschiedlicher Größe aufeinander gebaut werden. Wer schafft den höchsten Turm?

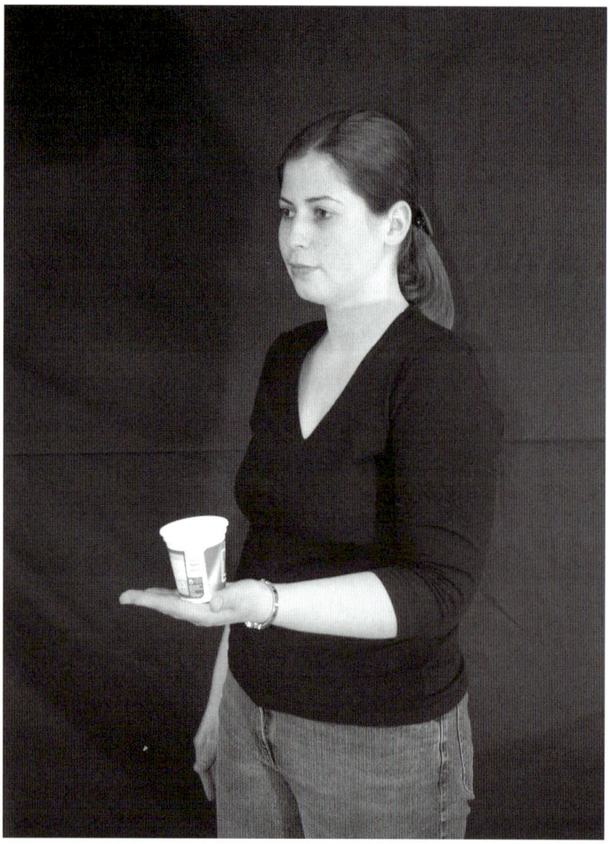

# Hinter Ihnen geht eine(r)!

Das nachfolgend beschriebene Spiel lässt sich nur mit gehfähigen Gruppen durchführen. Es wird relativ viel Bewegungsraum benötigt. Das heißt, die Gruppe sollte - je nach örtlichen Gegebenheiten – am besten den Kursraum kurz verlassen und das Spiel im Freien, in einem Foyer oder einem schnell erreichbaren Vorraum durchführen. Trainiert werden Fantasie, Vorstellungskraft und Beobachtungsgabe.

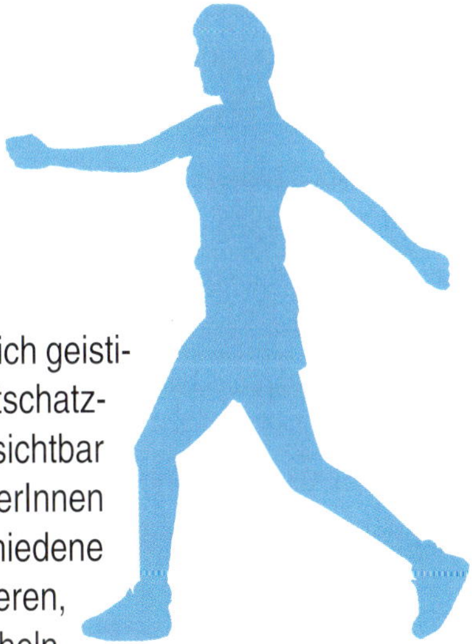

**Spielmaterial:**
Vorbereitete leere Karten oder Zettel und je Person ein Filzstift.

**Spielregel:**
Am Anfang des Spiels steht ein ausschließlich geistiges Training ohne Bewegung, eine Wortschatzübung. Die Gruppenleitung schreibt für alle sichtbar das Wort GEHEN an die Tafel. Die TeilnehmerInnen sollen nun Variationen dazu finden, verschiedene Gangarten, zum Beispiel schreiten, flanieren, wandern, stolzieren, stelzen, stöckeln, watscheln, zotteln, latschen, schlurfen, schleichen, trippeln, tänzeln, bummeln, schlendern, marschieren, trampeln, wandeln, spazieren, ... Die Wörter werden genannt, der Spielleitung zugerufen. Während die Spielleitung die Begriffe an der Tafel sammelt, schreibt jeweils die Person, die einen an der Tafel erfassten Begriff genannt hat, diesen deutlich und gut lesbar auf zwei der vorbereiteten Karten oder Zettel. So sind am Ende alle Begriffe auf zwei Karten verzeichnet. Danach gerät die Gruppe in Bewegung.
Die Spielleitung sammelt alle Karten ein. Sie zieht jeweils eine Karte und nennt der Gruppe die entsprechende Fortbewegungsart. So sollen zum Beispiel alle MitspielerInnen sich durcheinander durch den Raum bewegen, und zwar schreitend ... oder marschierend ... oder ... Der Fantasie sind dabei keine Grenzen gesetzt, und die einzelnen finden zum Teil sehr unterschiedliche Lösungen für die verschiedenen Gangarten.

**Veränderungsmöglichkeiten:**

- Wie oben, aber es werden nicht nur einzelne Begriffe genannt, sondern verschiedene Geh-Situationen, zum Beispiel

  - barfuß im Sand,-

  - barfuß über Kies,

  - mit dicken Stiefeln durch matschiges Gelände,

  - über einen vereisten Weg,

  - über einen schmalen Grat,

  - durchs Dickicht,

  - durch einen Wasserlauf, .......

  Die Spielerinnen sollen sich die Situationen genau vorstellen, sich gedanklich ganz hinein versetzen und sich entsprechend fortbewegen.

- Von den erstellten Karten-Paaren werden nur halb so viele ausgewählt wie MitspielerInnen vorhanden sind. Das heißt bei einer Gruppe von 12 Personen werden sechs Karten-Paare von der Spielleitung ausgewählt. Die Karten werden gut gemischt. Anschließend zieht jede(r) MitspielerIn eine Karte. Die SpielerInnen suchen ihre PartnerInnen, die die gleiche Aufgabe gezogen haben. Paarweise bewegen sie sich - der Aufgabe entsprechend - durch den Raum. Dabei folgt A möglichst dicht hinter B und versucht, dessen Bewegungen so genau wie möglich zu imitieren. Nach kurzer Zeit dreht sich B um 180° und signalisiert damit, dass die „Führung" wechselt. Nun soll A seine bzw. ihre Interpretation der Bewegungsaufgabe geben, und A folgt auf dem Fuße.

- Wie oben, aber jede(r) kennt nur die eigene Aufgabenkarte und kann daher den Partner bzw. die Partnerin zunächst nicht identifizieren. Alle bewegen sich – ihrer jeweiligen Aufgabe entsprechend – durch den Raum und beobachten gleichzeitig die anderen und deren Fortbewegungsarten. Jede(r) soll heraus finden, wer der bzw. die eigene PartnerIn ist. Wer glaubt, sein Pendant

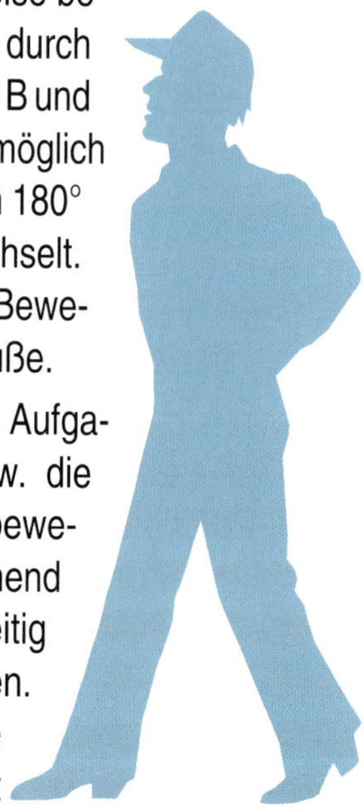

gefunden zu haben, folgt ihm bzw. ihr wie ein Schatten. Haben sich alle SpielerInnen zugeordnet, wird das Geheimnis, die Aufgabenkarte, gelüftet.

In verschiedenen Spielrunden können die Aufgabenkarten immer wieder neu zusammen gestellt und gemischt werden.

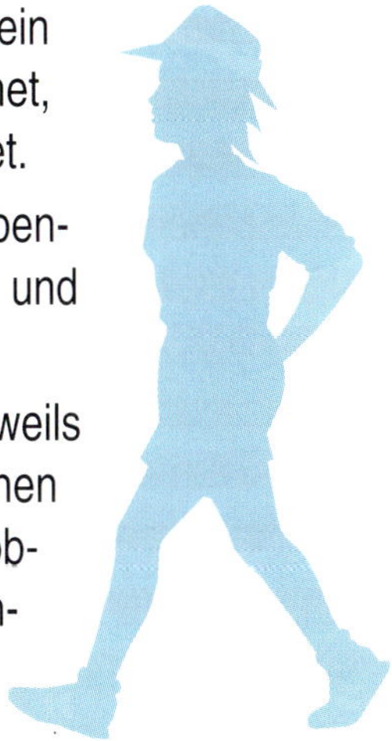

- Wie oben, aber im Anschluss wird geraten. Jeweils ein richtig zusammen gefundenes Paar stellt seinen „Schattenlauf" den anderen vor. Die Gruppe beobachtet und rät, welche Bewegungsaufgabe dahinter stand.

# Erinnerungs-Spaziergang

Das folgende Spiel kann in erster Linie bei mobilen Gruppen eingesetzt werden. In veränderter Form ist die Durchführung auch möglich mit nicht Gehfähigen.

Die reizvollste Version findet im ersten Teil außerhalb des eigentlichen Übungsraums der Gruppe statt und erfordert mehr Zeit als in einer „normalen" Kurseinheit verfügbar. Der Erinnerungs-Spaziergang sollte deshalb frühzeitig angekündigt werden, damit sich alle Gruppenmitglieder auf den erweiterten Zeitrahmen einstellen können. Ein hohes Maß an Interaktion gleicht den vermehrten Aufwand allemal aus. Spaß und Geselligkeit lassen das Gemeinschaftserlebnis in den Vordergrund rücken. Das Spiel ist auch geeignet als besonderes Angebot für den Kursabschluss, die letzte Trainingseinheit eines Kurses. Die „Minimalversion" ist problemlos in „normale" Kurseinheiten zu integrieren und braucht deutlich weniger Zeit. Trainiert werden vor allen Dingen Wahrnehmung und Basis-Lern-Geschwindigkeit.

**Spielort:**

Am besten lässt sich das Spiel mit mobilen Gruppen draußen in freier Natur durchführen. Je nach Lage des Übungsraums der Gruppe, kann ein begrenztes Areal in Wald und Feld ebenso genutzt werden wie eine Fußgängerzone

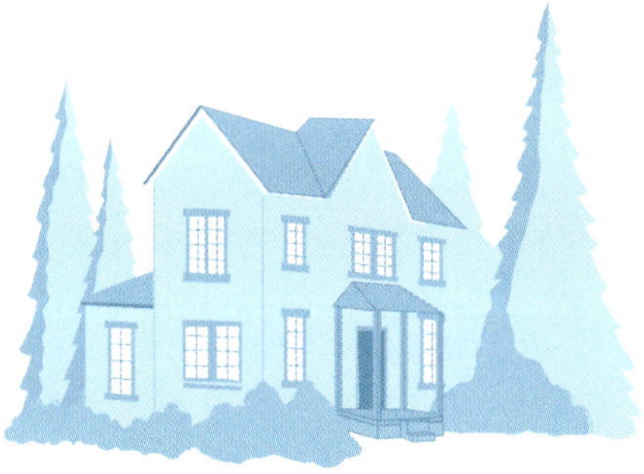

in der Stadt oder ein Einkaufszentrum.

Steht weniger Zeit zur Verfügung oder sind die Teilnehmenden nicht mobil genug für einen Spaziergang draußen, kann der Erinnerungs-Spaziergang im Gebäude mit seinen öffentlich zugänglichen Bereichen wie Foyer, Treppenhaus, Flure etc. stattfinden. Als „Minimalversion" kann sich der Erinnerungs-Spaziergang mit den Augen bzw. mit allen Sinnen im Übungsraum der Gruppe abspielen.

## Spielmaterial:

Vorbereitete Karteikarten oder Zettel und Stifte für alle Teilnehmerinnen und Teilnehmer.

## Spielregel:

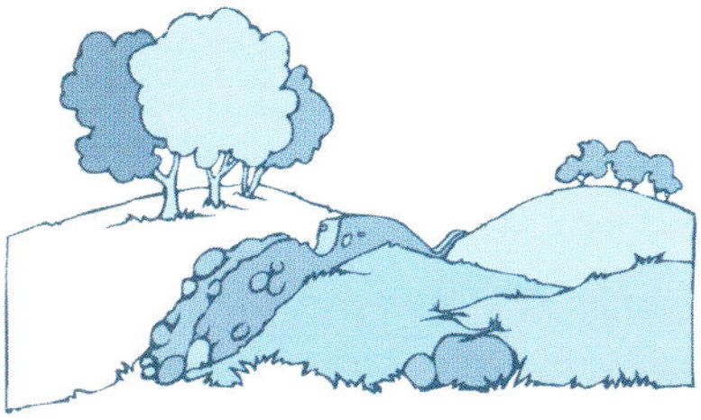

Ein gemeinsamer Spaziergang der gesamten Gruppe bildet den Mittelpunkt des Spiels. Die Leitung informiert zunächst alle über die genaue Aufgabenstellung, die Route bzw. das Gebiet, das in den Erinnerungs-Spaziergang einbezogen werden darf. Konkrete Vereinbarung über den Zeitrahmen und den Treffpunkt nach dem Spaziergang sollten nicht fehlen (falls sich doch einmal jemand von der Gruppe absetzt oder verlorengeht)!
Die Aufgabe besteht zunächst darin, während des kurzen Spaziergangs - 3, 5, 10, 15 oder 20 Minuten, je nach Mobilität und verfügbarer Zeit - sehr aufmerksam zu beobachten und sich möglichst viele Details zu merken.
Nach Ende des Spaziergangs versammelt sich die Gruppe wieder im gewohnten Trainingsraum. Dort liegen von der Spielleitung vorbereitete Karteikarten oder Zettel und Stifte. Jede(r) TeilnehmerIn erhält eine, zwei oder drei solcher Karten. Darauf ist je eine konkrete Frage zu einer beim Spaziergang wahrgenommenen Einzelheit aufzuschreiben. Die richtige Antwort wird jeweils auf der Rückseite vermerkt, z.B.

- Aus welchem Material besteht der Zaun, der das Nachbargrundstück eingrenzt? ➤ *Drahtgeflecht*
- Welches Tagesessen wird im Gasthaus an der Ecke angepriesen? ➤ *Schnitzel mit Pommes frites und Salat*
- Welches Geräusch war zu Beginn des Spaziergangs hinter der dichten Hecke zu vernehmen? ➤ *lautes Hundegebell*

Sind alle Karten geschrieben, sammelt die Spielleitung diese ein und mischt sie. Eine beliebige gemeinsame Übung schließt sich zur Ablenkung von den Wahrnehmungen des Spaziergangs an. Das kann eine Durchstreichübung, ein Bewegungsspiel oder ein Wanderlied sein - Hauptsache, alle sind aktiv beteiligt.
Dann startet das Quiz, der Erinnerungs-Spaziergang. Immer eine Karte wird

aus dem Stapel gezogen und die Frage vorgelesen. Wer zuerst richtig antwortet, bekommt die Karte. Natürlich darf niemand seine eigene Frage beantworten! Alle sollten sich vor einer zu schnellen Antwort hüten, denn wer falsch antwortet, muss en der nächsten Runde aussetzen. Also: zuerst nachdenken und dann erst antworten!
Wer am Ende die meisten Karten einsammeln konnte, hat gewonnen.

**Veränderungsmöglichkeiten:**

- Wie oben, aber damit nicht Einzelpersonen gewinnen oder verlieren, werden Paare oder Mannschaften gebildet. (Besonders bei stark heterogenen Gruppen empfehlenswert!)
- Wie oben, aber die Fragen sollen ohne Worte auf den Karten vermerkt, d.h. gemalt, gezeichnet, mit Symbolen dargestellt werden. Die Antwort darf aus Text bestehen.
- Wie oben, aber vor dem Spaziergang werden unterschiedliche Aufgaben verteilt. Die TeilnehmerInnen sollen sich unterwegs eine bzw. mehrere Fragen überlegen, die nur über einen bestimmten Sinneskanal beobachtet werden konnte. So fragen die einen nach Einzelheiten, die über die Augen wahrzunehmen waren, andere konzentrieren sich mit ihrer Fragestellung auf Hörbares, die nächsten testen später den Tast-, den Geruchs- oder den Geschmackssinn der übrigen SpielerInnen.
- Ist der Spielort auf ein klar begrenztes Gelände beschränkt, kann anstelle eines gemeinsamen Spaziergangs auf derselben Route eine Zeitvorgabe stehen. Jede(r) macht sich einige Minuten lang allein auf den Weg und versucht, so viele Details wie möglich im zur Verfügung stehenden Raum zu beobachten.

- Findet der Erinnerungs-Spaziergang ausschließlich in einem Raum statt, so sollte für das anschließende Quiz vereinbart werden, dass alle - zumindest bei den Fragen, die die visuelle Wahrnehmung von Gegenständen im Raum betreffen - die Augen schließen. Im übrigen sollten dann mehr „Momentaufnahmen" im Mittelpunkt stehen: wer hat sich geräuspert, wer gehustet, was war auf der Straße zu hören ...?

# Total verkork(s)t

Diese Spielformen mit Korken richten sich in erster Linie an mobile Gruppen, können aber mit nur wenigen Veränderungen problemlos mit weniger beweglichen Personen auch am Tisch gespielt werden. Es sollte Bewegungsraum in Form einer Freifläche zur Verfügung stehen, ggfs. lassen sich die Spiele ins Freie oder vor den Übungsraum (Flur, Foyer ...) verlagern.
Trainiert werden vor allen Dingen Ausdauer und Informations-Verarbeitungs-Geschwindigkeit, zum Teil kombiniert mit Geschicklichkeit.

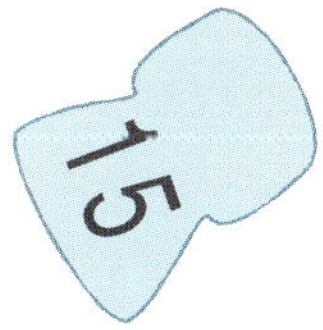


## Spielmaterial:

Ein Sack voller Wein- bzw. Sektkorken, mindestens 160 Stück. Gaststätten sind meist gern bereit, beim Sammeln zu helfen! Alle Korken werden mit einem dicken Filzstift (edding) mit Zahlen von 0-15 beschriftet. Jede Zahl sollte mindestens zehnmal vorhanden sein.
Für einige Formen wird außerdem eine Tafel mit Kreide (oder ersatzweise groß beschriftete Plakate) benötigt.
Wird nicht in der Fortbewegung, sondern „nur“ um einen Tisch sitzend gespielt, so empfiehlt es sich, das Korken-Holen durch den Einsatz eines Geräts, z.B. eines Löffels, zu erschweren. Dann dürfen Korken nicht mit den Fingern angefasst, sondern nur mit einem Löffel berührt, transportiert und aufgestellt werden. In diesem Fall ist je Person ein Löffel erforderlich. Anstelle des Löffels können auch je Person zwei Bleistifte o.A. eingesetzt werden.

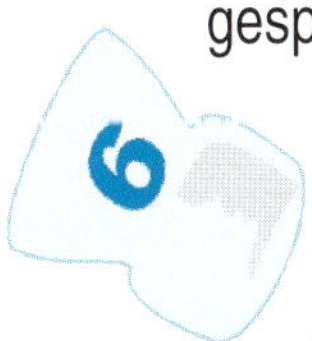


## Spielregel:

Die Korken werden an einer Stirnseite des Raumes auf dem Boden - oder bei weniger beweglichen Mitspielern auf einem großen Tisch - ausgeschüttet. Die Gruppe steht auf der gegenüberliegenden Seite. Falls erforderlich, kann die Startlinie mit Tesakrepp abgeklebt werden, meist genügt aber die Vereinbarung über eine im Fußboden erkennbare Linie - Fliesenfuge, Parkett-Nahtstelle ...

Bei jeder Aufgabe darf jeweils nur **ein** Korken befördert werden. Dieser muss zurück zur Startlinie bzw. Ziellinie gebracht werden. Abhängig von räumlichen Gegebenheiten und der Beweglichkeit der Teilnehmenden, kann es sinnvoll sein, konkrete Vereinbarungen über die Fortbewegungsarten zu treffen, damit zu große Hektik und gegenseitiges Umrennen vermieden werden. So kann z.B. nur Gehen erlaubt sein, nur vorsichtiges Voreinandersetzen der Füße, die Ferse wird direkt vor den Zeh des anderen Fußes gesetzt, nur seitwärts gehen usw.

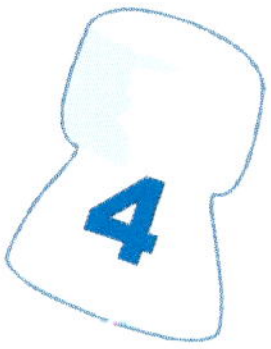


Bei manchen Gruppen ist es sinnvoll, auf die Aufgabenstellung: wer holt am schnellsten ... ? zu verzichten und lediglich das überhaupt Erfüllen der Aufgabe in den Mittelpunkt zu stellen.

Um Hektik zu vermeiden und Geschicklichkeit zu üben, sollten nur solche Korken gezählt werden, die hinter der Start- und Ziellinie aufrecht stehen.

- Wer holt in 10, 15 oder 20 Sekunden die meisten Korken?
- Wer holt je zwei Korken mit der gleichen Zahl, z.B. zweimal 3 und zweimal 11?
- Wer holt drei Korken mit aufeinander folgenden Zahlen, z.B. 7, 8, 9?
- Wer holt mit drei Korken die höchste Zahl?
- Wer holt am schnellsten drei Korken, deren Summe der Zahl entspricht, die von der Spielleitung für alle sichtbar auf eine Tafel geschrieben wird?
- Wer holt am schnellsten eine durch 2, eine durch 3 und eine durch 5 teilbare Zahl?
- Wer holt am schnellsten die Zahlen seines Geburtstages - Tag und Monat, z.B. 1508 für am 15. August Geborene? Über den Geburtsjahrgang möchten nicht alle Auskunft geben. Deshalb sollten lieber Tag und Monat gewählt werden.
- Wer holt am schnellsten die Zahlenfolge, die von der Spielleitung zu Beginn des Spiels vorgesprochen wird?

**Veränderungsmöglichkeiten:**

Es wird nicht einzeln, sondern in Mannschaften (oder zu Paaren) gespielt. Auch hier darf jedes Mannschaftsmitglied immer nur jeweils einen Korken an die Start- und Ziellinie befördern.

- Welche Mannschaft schafft es, ohne sich sprachlich miteinander zu verständigen, eine möglichst lange Nummernreihe zusammenzubringen? Gewertet werden nur die direkt aufeinander folgenden Zahlen mit je einem Punkt.

  Bringt eine Mannschaft von sechs Personen die Zahlen 3, 7, 10,11,12, 15 ins Ziel, so ergibt das drei Punkte für die Nummernreihe 10, 11, 12. Stehen Zahlen doppelt im Ziel, so werden sie nur einmal gewertet - bei 2, 5, 5, 6, 6, 7 landet die Mannschaft ebenfalls drei Punkte für die Nummernreihe 5, 6, 7.
- Es wird in Staffelform gespielt, d.h. je Mannschaft darf immer nur eine SpielerIn unterwegs sein, die bzw. der nächste erst starten, wenn der Vorgänger bzw. die Vorgängerin im Ziel ankommt. Jede(r) hält die erlaufene Zahl so lange in der Hand für andere unsichtbar fest, bis alle Mannschaftsmitglieder einen Korken geholt haben.
- Welche Mannschaft schafft die höchste Summe? Addiert werden alle Zahlen, die nur einmal vorhanden sind. Doppelt oder mehrfach vorhandene werden nicht gewertet.

# Stumme Berufe

Das Spiel kann bei mobilen Gruppen ebenso eingesetzt werden wie bei nicht Gehfähigen. Über die Auswahl der darzustellenden Berufe und Begriffe kann die Spielleitung die Bewegungsintensität steuern und an die jeweilige Gruppe, bei direkter Zuteilung der Aufgaben sogar differenziert an die einzelnen Personen, anpassen.
Trainiert werden vor allen Dingen Kreativität und Vorstellungsvermögen.

## Spielmaterial:

Vorbereitete Karteikarten mit je einer Darstellungs-Aufgabe.

## Spielregel:

Die Spielleitung verteilt je Person eine Aufgabenkarte bzw. lässt die Karten verdeckt ziehen. Jede(r) behält die Karte für sich, zeigt sie nicht den anderen SpielerInnen. Auf jeder Aufgabenkarte steht ein Beruf, z. B. Schuhmacher, Maurer, Schneiderin usw. Dieser soll von der Person, die die Karte gezogen hat, pantomimisch dargestellt werden. Die anderen müssen erraten, um welchen Beruf es sich handelt. Damit wirklich alle nachdenken können, empfiehlt es sich, mit der Gruppe zu vereinbaren, dass zunächst alle stumm der Pantomime zusehen und noch keine Vermutungen äußern dürfen. Erst auf ein Zeichen der darstellenden Person oder der Spielleitung hin ist die Raterunde eröffnet.
Für die Punktwertung gibt es mehrere Möglichkeiten:

- Wer den Beruf zuerst richtig in die Runde ruft, erhält die Karte. Die Person mit den meisten Karten gewinnt.
- Jede(r) schreibt die vermutete Lösung auf einen Zettel. Haben alle ihren Tipp abgegeben, wird verglichen. Für jede richtige Lösung gibt es einen Punkt.
- Es wird in zwei Mannschaften geraten. So gewinnen und verlieren keine Einzelpersonen. Die Punktvergabe kann wahlweise auf Zuruf oder nach schriftlicher Tipp-Abgabe erfolgen.

**Veränderungsmöglichkeiten:**

- Der Beruf wird nicht pantomimisch dargestellt, sondern der KarteninhaberIn „schreibt" die Buchstaben der entsprechenden Berufsbezeichnung nacheinander in die Luft und steht dabei so, dass die Spielerinnen und Spieler wie auf einer unsichtbaren Tafel lesen können. Die Gruppe versucht, sie zu erkennen, zu merken und zum Lösungswort zusammenzusetzen.
- Wie oben, aber die „schreibende" Person steht der Gruppe zugewandt und schreibt die Buchstaben so, dass sie von den anderen spiegelverkehrt entziffert werden müssen.
- Wie oben, aber die Buchstaben werden nicht in der richtigen Folge geschrieben, sondern als Buchstabensalat. Die SpielerInnen müssen die Buchstaben zunächst erkennen, merken und schließlich richtig zusammensetzen, um den gesuchten Beruf zu finden.
- Wie die oben, aber die Buchstaben werden nicht in die Luft geschrieben, sondern - beginnend bei der KarteninhaberIn - auf den Rücken der davor stehenden SpielerIn geschrieben. Von dort wird die Berufsbezeichnung reihum immer weitergegeben, bis schließlich die letzte Person im Kreis das - meist inzwischen veränderte - Ergebnis in Empfang nimmt und daraus die richtige Berufsbezeichnung erraten soll.

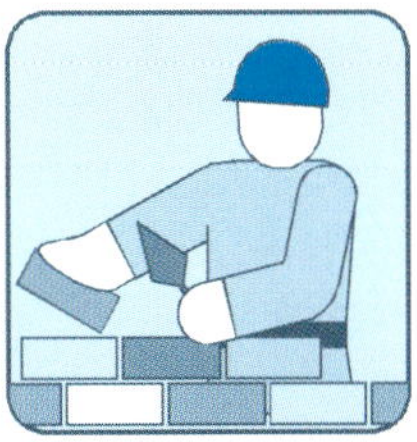

  Die Gruppe steht dabei am besten in Kreisaufstellung, rechte oder linke Schulter zur Kreismitte. Zum Schreiben sollten - vor allen Dingen bei einander fremden Gruppenmitgliedern nicht unbedingt die Finger benutzt werden, sondern am besten ein verschlossener Folienstift. So wird die nicht allen angenehme direkte gegenseitige Berührung vermieden.
- Wie die Grundversion, aber die darstellende Person beschreibt pantomimisch nur die Werkzeuge oder Geräte, die für die Ausübung des jeweiligen Berufs gebraucht werden, ohne die Tätigkeit damit zu

demonstrieren. Soll also z. B. eine Sekretärin erraten werden, darf nicht das Telefonieren, das Tippen oder die Aktenablage dargestellt werden, sondern das Telefon, die Schreibmaschine bzw. der Computer und der Aktenordner.

- Wie die Grundversion, aber es werden zwei Mannschaften gebildet. Eine Mannschaft stellt dar, die andere rät - im Wechsel. Die Mannschaft erhält jeweils eine Aufgabenkarte mit einer Berufsbezeichnung. Diese muss unter Einbeziehung aller Mannschaftsmitglieder dargestellt und von der anderen Mannschaft erraten werden.

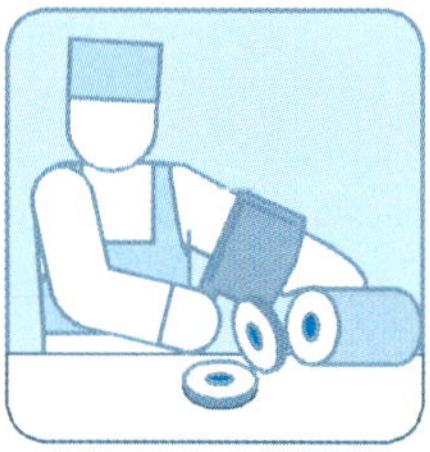

- Wie oben, aber die Mannschaft muss eine zu einem Beruf passende und auf der Aufgabenkarte stehende Redewendung, ein Sprichwort oder eine kurz beschriebene Situation darstellen, z. B.
    - Viele Köche verderben den Brei.
    - Die Axt im Haus erspart den Zimmermann.
    - Eine Kundin beim Friseur, deren Haare versehentlich in einer falschen Farbe gefärbt wurden.
    - .........

# Korken-Turm

Die Korken-Spiele von Seite 78 waren nur ein Beispiel für die Spiele mit Korken. Der Fantasie sind keine Grenzen gesetzt. Korken bieten unendlich viele Spielmöglichkeiten. Das folgende Spiel kann bei mobilen Gruppen ebenso eingesetzt werden wie bei nicht Gehfähigen.
Trainiert werden vor allen Dingen Geschicklichkeit und das Zusammenspiel in der Gruppe, beim letzten Veränderungs-Vorschlag zusätzlich die Merkspanne.

**Spielmaterial:**

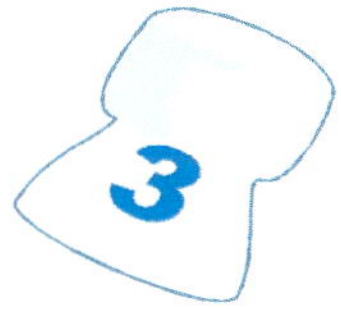


Ein Sack voller Wein- bzw. Sektkorken, mindestens 160 Stück. Gaststätten sind meist gern bereit, beim Sammeln zu helfen! Alle Korken werden mit einem dicken Filzstift (edding) oder mit einem breit schreibenden Kugelschreiber mit Zahlen von 0 bis 15 beschriftet. Jede Zahl sollte mindestens zehnmal vorhanden sein.

**Spielregel:**

Die Spielleitung teilt die Gruppe in Mannschaften ein. Je nach Personenzahl werden drei bis fünf Gruppen mit je drei bis maximal vier Personen gebildet.

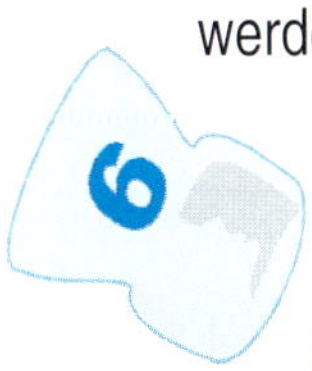


Die Mannschaften verteilen sich möglichst in verschiedene Ecken des Raumes. Die Korken werden in der Mitte auf dem Boden ausgeschüttet.
Bei weniger mobilen Gruppen wird am Tisch gespielt, je eine Gruppe an einer Ecke des Tisches. Die Korken liegen hier in der Mitte des Tisches, für alle gut erreichbar.
Jede Gruppe erhält ein Startkapital von fünf Korken. Es darf immer erst dann ein neuer Korken vom „Korken-Depot“ genommen werden, wenn die vorhandenen im Turm verarbeitet sind.
Die Aufgabe für alle Gruppen ist, aus Korken einen möglichst hohen Turm zu bauen. Die Zahlen auf den Korken spielen dabei keine Rolle. Der Turm muss so stabil sein, dass er bei der Bewertung noch steht. Die Form des Turmes ist

freigestellt. Welche Gruppe schafft den höchsten? Gemessen wird mit dem Zollstock in cm. Zur Vereinfachung kann auch vereinbart werden, die Anzahl der Korkenlagen zu zählen. Aber dann sollte Klarheit herrschen, wie eventuell quer liegende Korken gezählt werden!

**Veränderungsmöglichkeiten:**

- Wie oben, es wird aber ein Zeitlimit gesetzt. Je nach Zusammensetzung der Gruppen und deren Geschicklichkeit und abhängig vom Spielort - frei im Raum oder am Tisch - kann ein Kurzzeitwecker zwischen einer und drei Minuten programmiert werden.
- Wie oben, aber es kommt nicht allein auf die Höhe des Turmes an, sondern zusätzlich auf die architektonische Schönheit des Objekts, bewertet durch die gesamte Gruppe.

  Nach Fertigstellung der Türme bildet die gesamte Gruppe die Jury. Sind zum Beispiel vier Türme zu bewerten, so erhält der höchste Turm vier Punkte für die Höhe, der zweithöchste drei, der dritthöchste zwei und der niedrigste einen Punkt.

  Ähnlich wird bei Schönheit verfahren, aber hier dürfen alle Jury-Mitglieder einzeln, d.h. die gesamte Gruppe, die Punkte entsprechend vergeben und ihren persönlichen Favoriten wählen. Person A gibt dem für sie schönsten Turm vier Punkte, dem zweitschönsten drei usw. Aus dem nachfolgenden Raster ergibt sich dann ein Sieger-Turm nach Höhe (Turm D) und einer nach Schönheit (Turm A).
- Wie oben, aber es wird ein weiterer Faktor bewertet, nämlich die

| Turm | A | B | C | D |
|---|---|---|---|---|
| Höhe | 3 | 1 | 2 | 4 |
| Schönheit | 4 | 2 | 3 | 1 |
| | 2 | 3 | 4 | 1 |
| | 3 | 1 | 4 | 2 |
| | usw. | | | |
| | 9 | 6 | 11 | 4 |

erreichte Punktzahl. Die Zahlen auf allen verarbeiteten Korken eines Turmes werden addiert. Welche Gruppe erreicht hier die höchste Summe?

- Die Korken werden nicht beliebig aufeinander getürmt, sondern der Spielleiter bzw. die Spielleiterin spricht im Sekunden-Takt zunächst fünf, später bis zu sieben, Zahlen vor. Diese müssen aus dem Korken-Depot schnell herausgesucht und in der richtigen Reihenfolge aufgetürmt werden.

Bei dieser Version kann in Gruppen oder auch einzeln gespielt werden. Wichtig ist in diesem Fall nicht nur Geschicklichkeit, sondern gleichzeitig eine gute Merkspanne.

Je mehr Zahlen von der Spielleitung vorgegeben werden, desto eher muss in der Bauweise von reinem Turmbau auf Pyramiden-Bau umgestellt werden, denn bei einer Turm-Basis mit großem Durchmesser aus vielen Korken ist sonst die Reihenfolge nicht mehr zu erkennen.

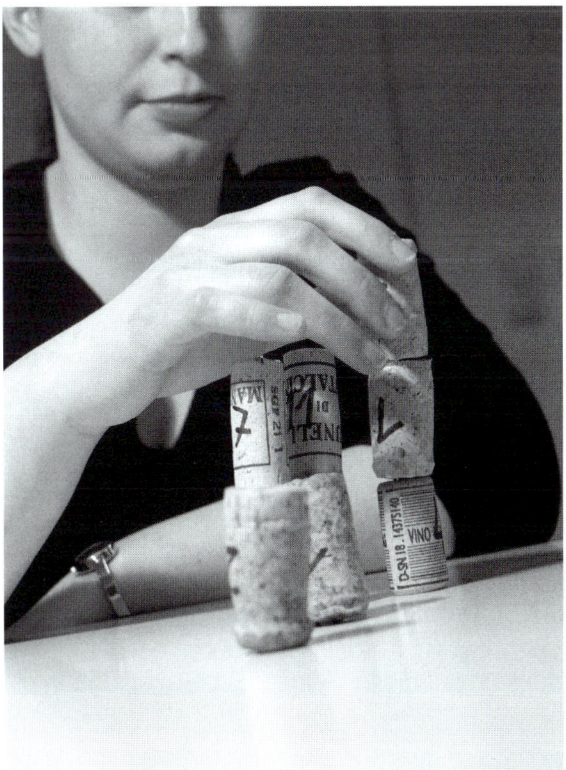

# Richtzahl 130

Das Spiel lässt sich nur mit mobilen, ausdauermäßig belastbaren Gruppen spielen und braucht viel Bewegungsraum. Am besten sollte es im Freien oder in einer größeren Halle durchgeführt werden.
Trainiert werden damit vor allen Dingen Ausdauer und Kurzspeicher.

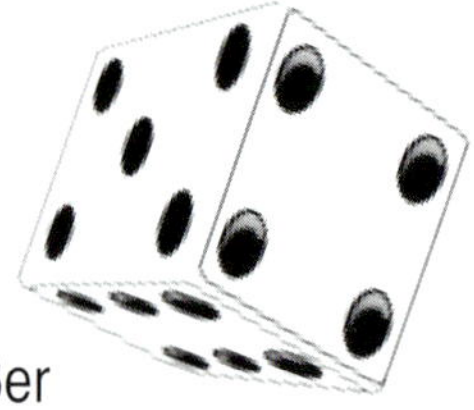

## Spielmaterial:

- 130 Zettel oder (Kartei-)Karten, Größe ca. DIN A 6, durchnummeriert von 0 bis 130.
- Je Gruppe 1 Würfel. Es genügt ein normal großer Würfel aus einem Gesellschaftsspiel, aber es können auch größere eingesetzt werden.

## Spielregel:

Der Kurs wird eingeteilt - am besten von der Spielleitung, damit die Gruppenzusammensetzung möglichst ausgeglichen ist - in Gruppen von je drei bis maximal fünf Personen. Jede Gruppe gibt sich zu Beginn einen klangvollen, möglichst zweiteiligen Namen, der sich gut laut rufen lässt, zum Beispiel „Hau-Ruck".
Die Spielleitung mischt die Zettel bzw. Karten und lässt sie von den Gruppenmitgliedern im Raum - bzw. im Freien - verteilen. Die Zettel werden völlig durcheinander mit der Zahl sichtbar nach oben auf den Boden gelegt. Die Abstände zwischen den Zetteln oder Karten sollten so groß sein, dass problemlos um sie herumgelaufen werden kann.
Das Auslegen kann ggfs. mit Musikbegleitung erfolgen. Rock'n Roll eignet sich besonders gut, sollte aber nur bei körperlich belastbaren Gruppen eingesetzt werden.
Jede Gruppe erhält einen Würfel. Nach dem Startzeichen würfelt jede Gruppe das erste Mal. Die gewürfelte Zahl, zum Beispiel die „4", soll nun so schnell wie möglich gefunden werden. Dazu schwärmen die Mitglieder der Gruppe aus und suchen im gesamten Raum. Hat ein Gruppen-Mitglied die Zahl „4" gefunden, bleibt es dort stehen und ruft laut den Gruppen-Namen, zum

Beispiel „Hau-Ruck, Hau-Ruck, Hau-Ruck“, bis alle Gruppen-Mitglieder dort versammelt sind. Parallel suchen die anderen Gruppen ihre gewürfelte erste Zahl in gleicher Weise und rufen entsprechend ihren Gruppen-Namen.
Ist die Gruppe komplett versammelt, wird erneut gewürfelt. Die gewürfelte neue Zahl wird zu der alten hinzu addiert, zum Beispiel zu der 4 nun eine „2“. Dann wird die neue Zahl, also die „6“, gesucht.
Das Spiel wird fortgesetzt, bis die erste Gruppe die Zahl 130 erreicht oder überschritten hat.
Während des Spiels bleiben alle ständig in Bewegung. Die Spieldauer liegt bei ca. 15 Minuten. Bei körperlich weniger belastbaren Gruppen kann vereinbart werden, dass das Laufen verboten und nur Gehen erlaubt ist. In diesem Fall sollte entweder eine längere Dauer einkalkuliert oder besser die Richtzahl 130 heruntergesetzt werden, zum Beispiel auf 100 oder noch weniger.

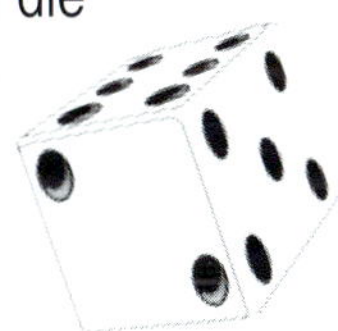

## Veränderungsmöglichkeiten

- Es wird rückwärts gespielt und gezählt, d.h. die gewürfelten Zahlen werden immer von 130 abgezogen. Das Spiel endet dann, wenn die erste Gruppe bei 0 bzw. im Minus angekommen ist.
- Es werden besondere Fortbewegungsarten verlangt, zum Beispiel nur seitwärts laufen oder rückwärts, auf den Ballen usw.
- Die Gruppen sollen sich ihre Zahlen-Stationen merken und am Ende der Spielrunde aufschreiben. Um die Ergebnisse kontrollieren zu können, müssen sie auf den angelaufenen Zetteln ihr Zeichen hinterlassen. Achtung: Zettel unbedingt für die anderen Gruppen liegenlassen!!!

  Bei dieser Version benötigt jede Gruppe neben dem Würfel auch einen Stift.
- Jede Gruppe wird zusätzlich mit einem Sprungseil ausgestattet. An den angelaufenen Zahlen-Stationen darf erst dann die nächste Zahl gewürfelt werden, wenn ein Mitglied der Gruppe es geschafft hat, die entsprechende Anzahl von Seil-Durchschlägen ohne Unterbrechung zu bewältigen. (Nur für körperlich trainierte Gruppen sinnvoll!) Bei Älteren sollte darauf geachtet werden, dass nicht über das Seil gesprungen, sondern nur gelaufen wird!

# Kugel-Balance

Und noch ein Korken-Spiel - wie schon auf den Seiten 78 und 84. Das folgende Spiel kann bei mobilen Gruppen ebenso eingesetzt werden wie bei nicht Gehfähigen.
Trainiert werden vor allen Dingen koordinative Fähigkeiten wie Anpassung an PartnerInnen und die Auge-Hand-Koordination, die Anpassung an das Gerät. Geschicklichkeit ist dabei Trumpf, und wer zusätzlich über gute Feinmotorik verfügt, hat beste Chancen.

**Spielmaterial:**

- Je Person ein „Balance-Becher“,
- mehrere kleine Murmeln aus Glas oder Ton

Aus Wein- oder Sektkorken und Draht wird je SpielerIn ein „Balance-Becher“ hergestellt.
Die Herstellung können - je nach Gruppe - die TeilnehmerInnen selbst vornehmen. Andernfalls sind die Geräte von der Spielleitung vorzubereiten. Benötigt wird je Balance-Becher ein Korken und ein Stück Draht. In den Korken wird mit einem Küchenmesser am Kopfende oder an der Längsseite, je nach Größe und Beschaffenheit des Korkens, eine kleine Mulde geschnitzt, in der eine Murmel gut Platz hat. Schließlich wird in den Korken ein Stück Draht als Haltegriff hineingesteckt. Am einfachsten lassen sich dazu gerade auseinandergebogene große Büroklammern verwenden.

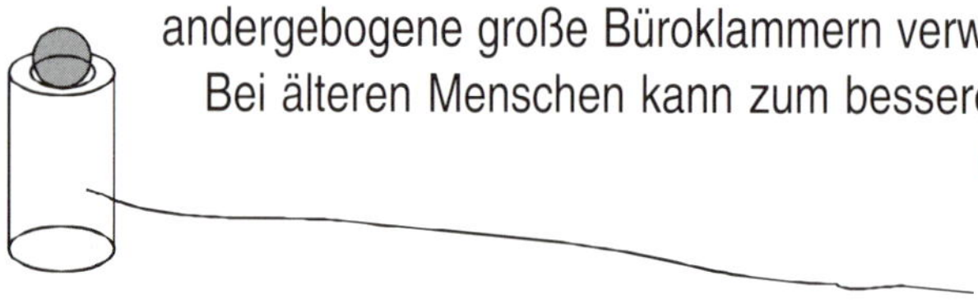

Bei älteren Menschen kann zum besseren Greifen am anderen Ende des Drahts ebenfalls ein - in diesem Fall nicht ausgehöhlter - Korken gesteckt werden. Bei jüngeren Personen sollte möglichst nur der Draht angefasst und so die Schwierigkeit der Übung erhöht werden.

## Spielregel:

Die SpielerInnen gehen zu Paaren zusammen. Alle Teilnehmenden sind mit je einem Balance-Becher ausgerüstet. Jedes Paar erhält zusätzlich eine Murmel.
Die Murmel soll zwischen Partner A und Partnerin B bzw. deren Balance-Becher hin- und hergegeben werden. Dabei ist unbedingt darauf zu achten, dass der Balance-Becher wirklich nur am Ende des Drahtgriffs gefasst wird. Wieviele Kugel-Wechsel gelingen den einzelnen Paaren, ohne dass die Kugel herunterfällt?

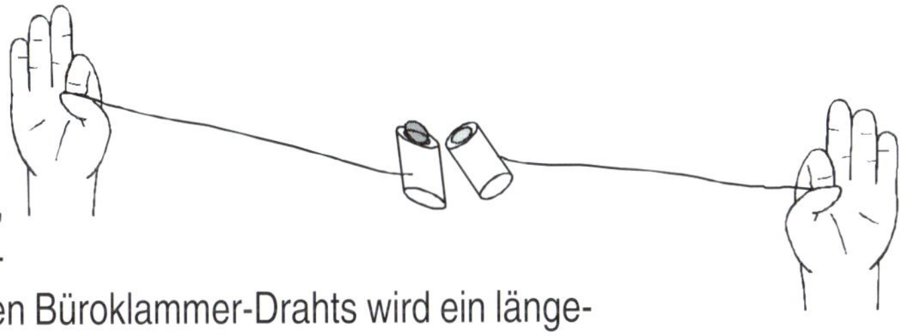

## Veränderungsmöglichkeiten:

- Wie oben, aber anstelle des kurzen Büroklammer-Drahts wird ein längeres Stück stabilen biegsamen Drahts ungefähr gleicher Stärke verwandt. Dieser Draht kann bis zu 80 cm lang sein. Je dünner und länger der Draht, desto höher die Biegsamkeit und damit der Schwierigkeitsgrad.
- Wie oben, aber es wird nicht zu Paaren gespielt, sondern in zwei Mannschaften. Jede Mannschaft steht oder sitzt in Kreisformation. Die Kugel wird im Kreis mit Hilfe des Balance-Bechers herumgereicht. Wieviele Kreisstationen schaffen die Mannschaften in einer vorgegebenen Zeit, zum Beispiel drei Minuten? Für jede bewältigte Kugel-Balance gibt es einen Punkt, für jede heruntergefallene Kugel wird ein Punkt abgezogen.
- Wie oben, aber es geht nicht um Punkte, sondern darum, welche Mannschaft in der kürzesten Zeit eine Runde im Kreis schafft. Bei heruntergefallener Kugel geht's eine Station rückwärts.
- Wie oben, aber es sind gleichzeitig mehrere Kugeln im Spiel. Heruntergefallene Kugeln scheiden aus. Bei welcher Mannschaft kommen die meisten Kugeln sicher im Ziel, d.h. wieder bei ihrem jeweiligen Ausgangspunkt, an?

# Rumpelstilzchen

Das folgende Spiel kann für gehfähige Gruppen eingesetzt werden. Im Übungsraum sollte Bewegungsfreiheit in Form einer kleinen Freifläche zur Verfügung stehen. Vor allen Dingen werden Wahrnehmung und Reaktionsschnelligkeit trainiert.

**Spielmaterial:**
1 Luftballon (lässt mehr Reaktionszeit wegen langsamerer Flugeigenschaften) oder ein Ball (erfordert schnellere Reaktion und höhere Bewegungsschnelligkeit).

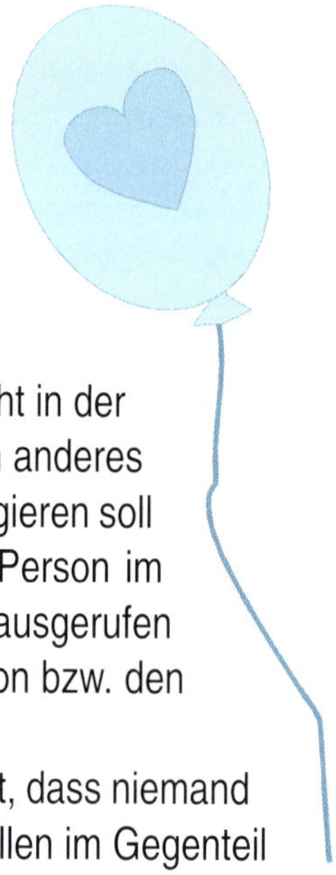

**Spielregel:**
Die Gruppe steht im Kreis. Jeweils ein(e) SpielerIn steht in der Mitte und nennt ein Erkennungszeichen, nach dem ein anderes Mitglied der Gruppe sich angesprochen fühlen und reagieren soll - zum Beispiel „langer Zopf“, „grüne Hose“, „längste Person im Raum“.... Erst nachdem dieses Merkmal für alle hörbar ausgerufen wurde, wirft die in der Mitte stehende Person den Ballon bzw. den Ball in die Höhe.
Im Märchen freut sich Rumpelstilzchen, „ ... ach wie gut, dass niemand weiß, dass ich Rumpelstilzchen heiß!“ Hier im Spiel sollen im Gegenteil alle möglichst schnell erkennen, wer gemeint ist, besonders natürlich die angesprochene Person. Hat sie sich erkannt, soll sie in die Kreismitte treten und den Ballon bzw. den Ball auffangen. Wer zuerst in der Kreismitte steht, setzt das Spiel nach gleichem Schema fort, auch wenn einmal die falsche Person reagiert hat!
Die Erkennungszeichen können - abhängig vom Bekanntheitsgrad der Gruppenmitglieder untereinander - entweder rein äußerliche Merkmale sein und damit die visuelle Wahrnehmung fordern oder andere Bereiche einbeziehen, zum Beispiel

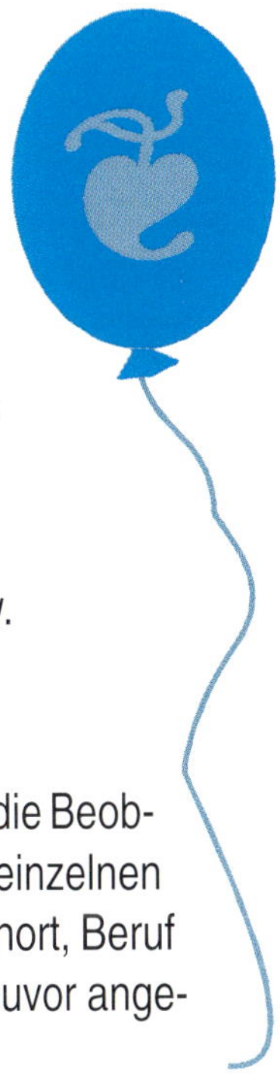

- Farben und Formen von Kleidungsstücken,
- Schmuckstücke,
- Haarfarben,
- Augenfarben,
- Körpergröße,
- Bewegungsmerkmale (z.B. Gang, Haltung ...),
- Stimm-Merkmale (z.B. laut, leise, deutlich ...),
- Parfüm, Rasierwasser o.ä.,
- Eigenschaften (z.B. fröhlich, hilfsbereit ...) usw.

**Veränderungsmöglichkeiten:**

- Wie oben, aber als Erkennungszeichen werden über die Beobachtung hinausgehende Sachinformationen über die einzelnen Personen eingesetzt, zum Beispiel Geburtstag, Wohnort, Beruf etc. Diese müssen dann bei einem anderen Anlass zuvor angesprochen worden sein.
- Wie oben, aber es werden immer zwei Merkmale von zwei verschiedenen Personen miteinander verknüpft, die dann beide reagieren sollen. Wer von den beiden schneller ist, bleibt in der Kreismitte und macht weiter.
- Wie oben, aber als Erkennungszeichen werden keine allgemein gültigen Informationen über die SpielerInnen benutzt, sondern speziell zuvor vereinbarte.

  Dazu wird gemeinsam ein eigens verfasster beliebiger Text laut gelesen. Der Text enthält je Person einen mit mehreren einprägsamen Wörtern und Informationen gespickten Satz. Reihum liest jede(r) einen Satz. Dieser Satz bzw. Wörter und Informationen daraus gelten später als Merkmale für die jeweilige Person. Heißt der Satz zum Beispiel: „Es tobte ein fürchterliches Gewitter mit Donnergrollen und taghellen Blitzen.“, so kann „Gewitter“ ebenso das Stichwort sein wie „Donnergrollen“ oder „taghelle Blitze“.

Alle Mitspielenden müssen sich möglichst viel vom Gelesenen bzw. Gehörten einprägen. Hier ist vor allen Dingen die aufrufende Person gefordert, denn sie soll Erkennungszeichen und Namen rufen. Wer aufgerufen ist, reagiert nur dann, wenn die Kombination tatsächlich stimmt.

- Wie oben, aber der Text wird zusätzlich mit beliebigen Vornamen versehen, die nicht mit den echten Namen der Spielenden übereinstimmen. Zum Beispiel: „Stefan ging aus dem Haus, ohne zu bemerken, dass er einen blauen und einen braunen Schuh angezogen hatte. Karla rief hinter ihm her, lief zur Tür und warf in ihrer Eile die große Bodenvase um. Nachbarin Frieda kam mit ihrer lila-gelb-karierten Schürze sofort zu Hilfe und brachte einen Aufnehmer mit.“ ...

  Bei dieser Version sollen die Informationen mit dem zum Text gehörigen Vornamen kombiniert werden. So gehören „Stefan und der blaue Schuh“ zusammen, auch wenn der Spieler, der den Satz gelesen hat, Ulrich heißt. Gleiches gilt für die Spielerin Barbara, wenn ihr Satz die Kombination „Karla und Bodenvase“ erfordert.

# Blinder Denkmalbau

Das folgende Spiel kann bei mobilen Gruppen ebenso eingesetzt werden wie bei nicht gehfähigen am Tisch, dann jedoch mit in der Größe angepassten Materialien. Bei mobilen Gruppen sollte im Übungsraum Bewegungsfreiheit in Form einer kleinen Freifläche zur Verfügung stehen. Abhängig von der konkreten Aufgabenstellung werden vor allen Dingen visuelle und/oder taktile Wahrnehmung und Zusammenspiel in der Gruppe trainiert.

**Spielmaterial:**

- 1 Stoppuhr oder Uhr mit Sekundenzeiger oder Sanduhr; 1 Tuch, Bettlaken o.Ä. zum Abdecken; ggfs. Tücher zum Augen verbinden;
- für mobile Gruppen mindestens drei identische Materialsätze mit jeweils fünf bis sieben unterschiedlich geformten großen Schaumstoffteilen - Würfel, Quader, Dreieck-, Viereck- und Rund-Scheiben, Pyramiden usw.;
- für nicht gehfähige Gruppen ebenfalls mindestens drei identische Materialsätze mit jeweils fünf bis sieben unterschiedlich geformten Holz- oder Plastik-Klötzchen - Würfel, Quader, Dreieck-, Viereck- und Rund-Scheiben, Pyramiden usw.

**Spielregel:**

Die Spielleitung baut aus einem Materialsatz an für alle sichtbarer Stelle ein Denkmal, indem sie die Elemente in beliebiger Kombination auf- und aneinander setzt. Ist sie fertig mit dem Denkmalbau, so ist die Gruppe an der Reihe. Die Gruppe wird - je nach Personenzahl und Anzahl vorhandener Materialsätze - in mindestens zwei Mannschaften aufgeteilt.
Beide Mannschaften versuchen nun, nach dem Startsignal möglichst schnell das Denkmal mit dem eigenen Materialsatz nachzubauen.
Wer ist schneller fertig mit der korrekten Kopie?

**Veränderungsmöglichkeiten:**

- Wie oben, aber das von der Spielleitung gebaute Denkmal darf nur kurz betrachtet werden und wird dann mit einem Tuch zudeckt. Es muss also aus der Erinnerung nachgebaut werden.
- Wie oben, aber die Mannschaften müssen beim Denkmalbau mit geschlossenen bzw. verbundenen Augen arbeiten. Sprachliche Verständigung untereinander ist nicht erlaubt.
- Wie oben, aber das von der Spielleitung gebaute Denkmal darf nicht betrachtet, sondern nur mit geschlossenen bzw. verbundenen Augen betastet werden. Sprachliche Verständigung untereinander ist nicht erlaubt.
- Wie oben, aber der Denkmalbau muss innerhalb einer vorgegebenen Zeit erfolgen. Die Spielleitung gibt die Signale für Start und Ende. Es wird eine Punktwertung festgelegt, z.B. 10 Punkte für jedes richtig positionierte Bauteil.

  Außerdem können Zeitgutschriften, zum Beispiel 1 Punkt für jede nicht benötigte Sekunde der vorgegebenen Maximalzeit vereinbart werden.

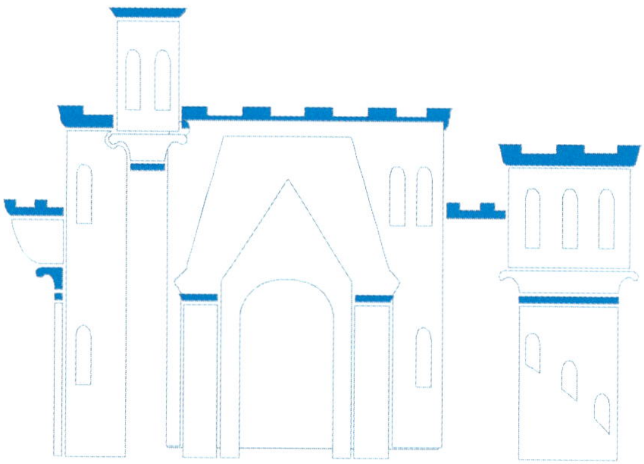

- Wie oben, aber immer zwei Mannschaften spielen mit- bzw. gegeneinander, eine mit geöffneten, eine mit geschlossenen Augen. Die Mannschaft mit den geöffneten Augen baut mit ihren Bauteilen ein beliebiges Denkmal. Die Mannschaft mit den geschlossenen Augen kopiert. Anschließend erfolgt der Aufgabenwechsel. Welcher Mannschaft gelingt die genaue Kopie? Welche benötigt die kürzeste Zeit?

# Haus abreissen

Das folgende Spiel kann bei mobilen Gruppen ebenso eingesetzt werden wie bei nicht Gehfähigen. In jedem Fall sollte im Übungsraum Bewegungsfreiheit in Form einer kleinen Freifläche zur Verfügung stehen. Bei dieser Übung wird vor allen Dingen die Auge-Hand-Koordination trainiert.

**Spielmaterial:**

Ein großes Plakat mit aufgemalter Ansicht eines einfachen Hauses, dessen Linien und Öffnungen mit Ziffern gekennzeichnet sind; Klebestreifen o.Ä. zum Befestigen des Plakats; 1 Wurfgerät, z.B. Schaumstoffball, geknotetes Handtuch o.Ä.
Bei großen Gruppen können zwei oder mehr gleiche Plakate und Bälle eingesetzt werden.

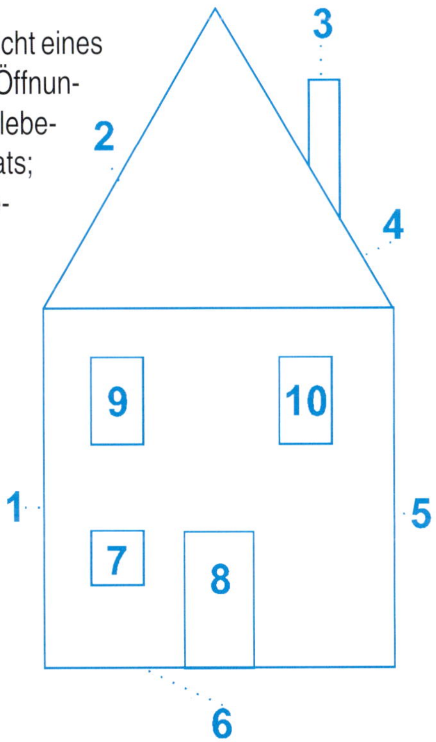


**Spielregel:**

Die Gruppe wird in zwei Mannschaften eingeteilt. Jede ist eine Baukolonne, die das auf dem Plakat abgebildete Haus systematisch „abreißen" soll.
Jede einmal getroffene Linie bzw. Öffnung gilt als abgerissen. Welche Baukolonne schafft es mit den wenigsten Würfen, d.h. welche Mannschaft hat als erste jede Linie bzw. Öffnung mindestens einmal getroffen? Die Spieldauer und der Schwierigkeitsgrad können durch die Anzahl der Ziffern bzw. der abzureißenden Details wie Fenster etc. verändert werden.
Es wirft immer abwechselnd ein Mitglied der Mannschaft A, dann eines der Mannschaft B usw.

## Veränderungsmöglichkeiten:

- Wie oben, aber die Linien müssen in der Reihenfolge der Ziffern getroffen werden, d.h. zuerst Linie 1, dann Linie 2 usw.
- Wie oben, aber je Person darf nur einmal geworfen werden. Welche Mannschaft kommt mit dem Haus-Abriss am weitesten?
- Wie oben, aber jede zum zweiten Mal getroffene Linie gilt als wieder aufgebaut, muss also noch einmal abgerissen werden.
- Wie oben, aber es muss mit geschlossenen Augen geworfen werden.

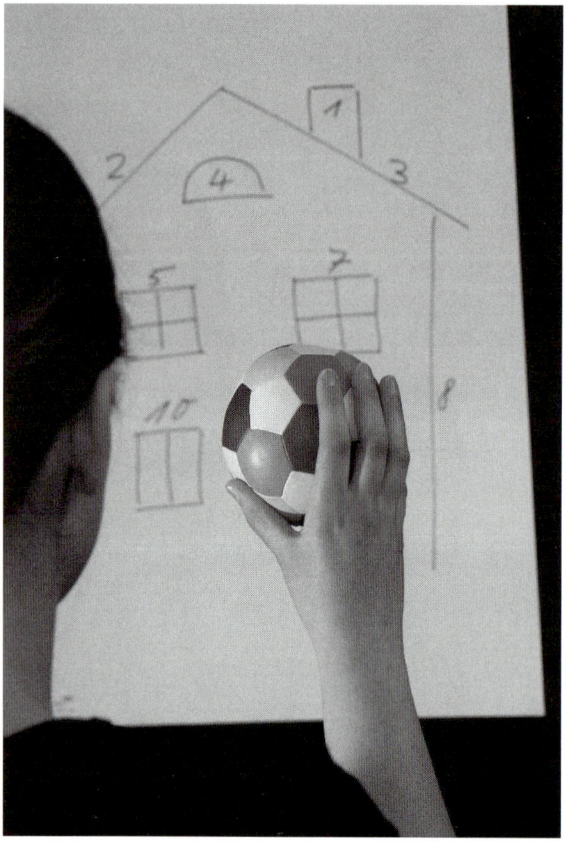

# Bewegte Würfel

Das folgende Spiel eignet sich für mobile Gruppen ebenso wie für nicht gehfähige. Im Übungsraum sollte möglichst Bewegungsfreiheit in Form einer kleinen Freifläche zur Verfügung stehen. Trainiert werden vor allen Dingen Reaktionsschnelligkeit und Informations-Verarbeitungs-Geschwindigkeit.

## Spielmaterial:

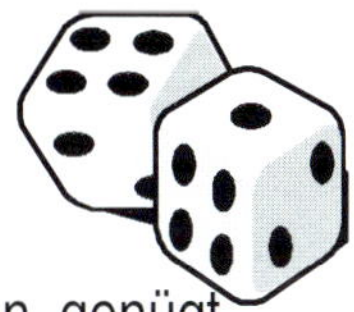

Ein Würfel -

- bei beweglichen Gruppen möglichst ein großer Schaumstoffwürfel (Augenwürfel);
- bei wenig mobilen Gruppen, die nur am Tisch trainieren, genügt ein großer und für alle gut sichtbarer Tisch-Würfel (z.B. aus Brettspielen).
- für einzelne Spielformen wird ein Farbwürfel benötigt.

## Spielregel:

Die Gruppe stellt sich im Kreis auf bzw. sitzt so um den Tisch, dass sich alle gegenseitig sehen können.
Die Spielleitung beginnt mit dem Würfeln, danach geht es reihum. Ist der Würfel gefallen, gilt es möglichst schnell die richtige Aktivität aufzunehmen. Den Bewegungsmöglichkeiten der Gruppe entsprechend, werden zunächst zwei Bewegungen festgelegt - eine für die geraden Augenzahlen 2, 4 und 6 und eine für die ungeraden Augenzahlen 1, 3 und 5.

- Dies kann für eine mobile Gruppe z.B. bedeuten, dass reihum gezählt und damit jeder Person eine Zahl zugeordnet wird. Diese Zahl gilt es zu behalten.

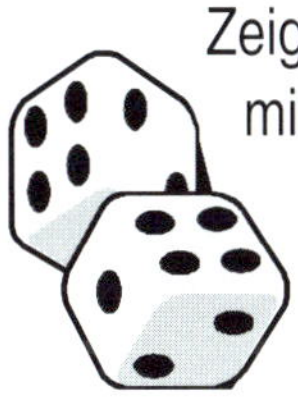

Zeigt nun der Würfel eine gerade Augenzahl, laufen alle Personen mit einer geraden Zahl eine Runde um den Kreis herum, die ungeraden bleiben stehen.
Bei einer ungeraden Augenzahl laufen die Personen mit ungerader Zahl eine Runde um den Kreis.

- Für eine bewegungseingeschränkte Gruppe oder beim Training in engen Räumlichkeiten werden Bewegungen am Tisch vereinbart. Bei gerader Augenzahl stampfen alle mehrmals kräftig mit dem Fuß. Bei ungerader Augenzahl wird dreimal in die Hände geklatscht.

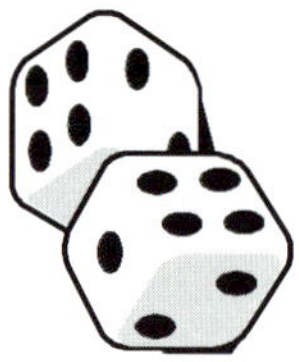

**Veränderungsmöglichkeiten:**

- Wie oben, aber die alte, nun vertraute, Aufgabe soll gelöscht werden. Deshalb wird nach einiger Übungszeit die Aufgabe vertauscht: bei gerader Augenzahl auf dem Würfel laufen die ungeraden Zahlen und umgekehrt; bei gerader Augenzahl wird geklatscht, bei ungerader gestampft.
- Wie oben, aber es werden weitere Bewegungen - diesmal gleiche für die gesamte Gruppe - festgelegt: bei 1 und 2 Kopfnicken, bei 3 und 4 Drehen um die eigene Achse, bei 5 und 6 Platzwechsel mit dem bzw. der NachbarIn rechts usw.
- Wie oben, aber die Anzahl verschiedener Bewegungen wird weiter gesteigert. Für jede Augenzahl wird eine andere Übung festgelegt, z.B. 1 = stampfen, 2 = Platzwechsel mit einer gegenüber stehenden Person, 3 = hoch über dem Kopf klatschen, 4 = einmal um die eigene Achse drehen, 5 = mit beiden Händen kurz den Boden berühren und wieder stehen, 6 = eine Runde an den Außenwänden des Raums entlanglaufen und wieder auf den Platz zurückkehren.

  Die Bewegungen sind austauschbar und an die Gruppe anzupassen. Es kann auch Sprechen oder Singen einbezogen werden, z.B. bei 3 rufen alle laut „Hurra" oder bei 6 singen alle „Das Wandern ist des Müllers Lust".
- Wie oben, aber die inzwischen vertrauten Bewegungen werden neu durcheinandergewürfelt und anderen Zahlen zugeordnet: d.h. plötzlich bedeutet 1 nicht mehr Stampfen, sondern Klatschen über dem Kopf, 4 nicht mehr Drehen um die eigene Achse, sondern Platzwechsel usw.
- Wie oben, aber die Augenzahl auf dem Würfel ändert ihre Bedeutung. Es gilt nun, immer das zu tun, was die unten verdeckt liegende Augenzahl angibt. Die beiden gegenüberliegenden Flächen eines

Würfels ergeben in der Addition immer 7. Ist also eine 1 gewürfelt, so liegt darunter garantiert eine 6, zeigt der Würfel oben 5, liegt unten eine 2, und ist die 3 geworfen, muss sich die Gruppe an dem orientieren, was als Bewegung für die darunter liegende 4 vereinbart wurde.

- Es wird reihum gewürfelt, und alle addieren im Kopf die Augen. Bei bestimmten Zahlen ist jeweils eine vorher festzulegende Bewegungsaufgabe zu erledigen: z.B. bei allen durch 5 teilbaren Zahlen oder bei allen, die eine 3 enthalten wie 3, 13, 23, 30...... Bei 100 beginnt die Runde wieder von vorn.
- Wie oben, aber es werden wieder Nummern an jede mitspielende Person vergeben. Dazu wird im Kreis durchgezählt von 1 bis 6, dann wieder bei 1 weiter. Stehen z.B. zwölf Personen im Kreis, sind jeweils zwei mit der gleichen Nummer dabei. Nun wird gespielt wie oben, aber es reagieren immer nur die zwei Spielerinnen bzw. Spieler mit der entsprechenden Nummer. War für die 1 das Stampfen verabredet, so sind hier nur die beiden mit der Nummer 1 gefordert, die anderen zeigen keine Reaktion. Bei 5 berühren nur die beiden mit der Nummer 5 den Boden mit den Händen usw.
- Wie oben, aber eine Bewegung kann bei Bedarf ersetzt werden durch schnelles Nennen einer Assoziation, einer Gedankenverbindung, mit der gewürfelten Zahl. Wird die 3 gewürfelt, haben die beiden Personen mit der Nummer die Wahl, entweder schnell über dem Kopf zu klatschen oder eine beliebige Assoziation zu nennen wie „die drei Musketiere“ oder „aller guten Dinge sind drei“ usw. Ist die 4 gefallen, so besteht die Auswahl, sich einmal um die eigene Achse zu drehen oder schnell eine Gedankenverbindung herzustellen, z.B. „die vier Jahreszeiten“, „vier Ecken am Quadrat“, „Quartett“ usw.
- Anstelle eines Augenwürfels wird ein Farbwürfel eingesetzt. Nun werden Bewegungen oder Assoziationen bestimmten Farben zugeordnet. Dann kann bei Rot vereinbart werden, dass alle am Platz laufen und bei Grün im schnellen Wechsel die Hände zur Faust ballen und die Finger wieder spreizen. Wahlweise könnten Assoziationen genannt werden, bei Rot z.B. „Rosen“, „Liebe“, „Blut“ ... oder bei Grün „Hoffnung“, „Jägerei“, „Natur“ usw.

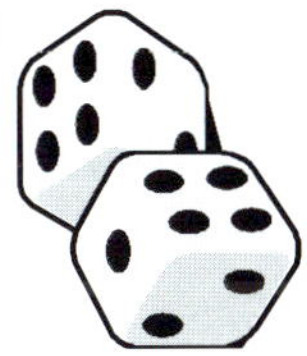

# 1 bis 22

Das folgende Spiel eignet sich für mobile Gruppen, die einen Übungsraum mit Bewegungsfreiheit zur Verfügung haben bzw. für die die Möglichkeit besteht, für die Dauer des Spiels ins Freie zu gehen. Trainiert werden Kurzspeicher und Gedächtnis und bei einigen Variationen gleichzeitig Kreativität.

**Spielmaterial:**
Je TeilnehmerIn ein Arbeitsblatt 1-22 und ein Stift, außerdem möglichst eine Schreibunterlage; außerdem von der Spielleitung vorbereitete (Kartei-) Karten mit groß geschriebenen und gut sichtbaren Zahlen von 1 bis 22. Auf der Rückseite jeder Karte steht ein beliebiges Wort, z.B. auf der Rückseite der 1 „Brot", auf der Rückseite der 2 „Frieden", auf der Rückseite der 3 „Ampel" usw.; Tesafilm bzw. Tesakrepp zum Befestigen der Karten, bei Spiel im Freien ggfs. Reißzwecken o.Ä.

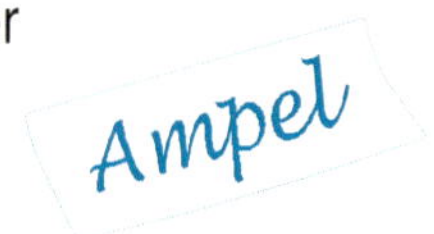


**Spielregel:**
Die Spielleitung hat vor Eintreffen der Gruppe die zwanzig Karten durcheinander im Raum oder im Freien befestigt. Die Zahlen sind sichtbar, die Wörter jeweils nur durch Hochklappen der Karte lesbar. Die Karten sollten nicht nur in Augenhöhe hängen, sondern in unterschiedlichen Höhen, an Fensterrahmen, Stuhllehnen, Türen, auf dem Boden usw. Die Gruppe zählt reihum einmal durch, und jede(r) SpielerIn merkt sich die eigene Zahl. Diese gilt als Startnummer.

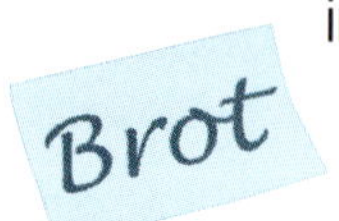


Jede(r) erhält ein Arbeitsblatt mit den Zahlen von 1 bis 22. Mit Stift und Schreibunterlage gehen dann alle an den Start. Damit sich nicht ständig alle an denselben Karten treffen, sollte an der jeweiligen Startnummer begonnen werden, d.h. die Person mit der Nummer 5 beginnt bei der Karte 5 und endet bei Karte 4, die Person mit Startnummer 12 fängt bei 12 an und läuft zum Schluss zu Karte 11.

In aufsteigender Reihenfolge sollen die Zahlen-Karten im Raum (bzw. im Gelände) gesucht werden. Alle beginnen zunächst bei ihrer Startkarte, drehen diese kurz um, um das Wort auf der Rückseite lesen zu können und tragen dann das Wort in das entsprechende Zahlenfeld auf ihrem Arbeitsblatt ein. Von dort geht's weiter zur nächsten Zahl. Es darf keine Zahl zwischendurch übersprungen werden. Wer bei 5 startet, setzt mit 6 fort. Wenn auch der Weg vielleicht zuerst an der 7 vorbeiführt, ist die 6 das nächste Ziel, von dort zurück zur - hoffentlich gut gemerkten - Position der 7 usw.

<table>
<tr><td colspan="2">7</td><td>10</td><td>4</td></tr>
<tr><td>22</td><td>11</td><td>20</td><td>16</td></tr>
<tr><td>14</td><td>1</td><td>21</td><td>6</td></tr>
<tr><td>8</td><td>19</td><td>2</td><td>18</td></tr>
<tr><td>17</td><td>15</td><td>9</td><td>12</td></tr>
<tr><td>3</td><td>13</td><td colspan="2">5</td></tr>
</table>

Ist das letzte Zahlenfeld auf dem Arbeitsblatt mit einem Wort versehen, so ist die Aufgabe zunächst beendet, und alle gehen wieder zurück an ihren Platz.

**Veränderungsmöglichkeiten:**

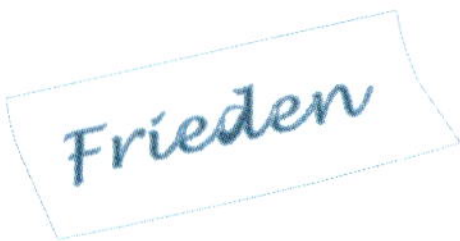


- Die Folge, in der die einzelnen Zahlen angelaufen werden sollen, kann verändert werden, z.B. in absteigender Reihenfolge. Dann muss die Startnummer 5 nach der Karte 5 zunächst zur 4, dann zur 3, zur 2, zur 1, zur 22, zu 21 usw. bis zur 6 laufen. Es können zunächst alle geraden, dann alle ungeraden Zahlen angelaufen werden, dies wieder in auf- oder absteigender Reihenfolge.
- Wie oben, aber die Aufgabe ist erst dann beendet, wenn jede(r) SpielerIn die 22 Wörter in einer fantasievollen Geschichte untergebracht hat. Dabei dürfen selbstverständlich beliebig viele weitere Wörter verwendet werden, aber alle 22 müssen vorkommen. Natürlich müssen die Geschichten zur allgemeinen Erheiterung am Ende vorgelesen werden!
- Wie oben, aber die 22 zu erlaufenden Wörter sind von der Spielleitung so ausgewählt, dass sie - richtig zusammengesetzt - einen sinnvollen Spruch ergeben. Dabei sind meist kleine Hilfen zur Reihenfolge notwendig, z.B. Kennzeichnung des ersten und des letzten Wortes, Hinzufügen von Satzzeichen an den richtigen Stellen usw.
- Nachdem die 22 Wörter von allen gefunden und in das eigene Arbeitspapier eingetragen wurden, folgt zunächst eine Ablenkungsphase durch andere Aktivitäten. Später gilt es, möglichst viele der 22 Wörter einzeln oder in der Gruppe zu erinnern - und das natürlich ohne Blick auf das Arbeitsblatt.
- Wie oben, aber die Wörter sollen auf einem weiteren - noch unbeschrifteten - Exemplar des Arbeitsblatts 1 bis 22 möglichst an den richtigen Stellen eingetragen, d.h. den richtigen Zahlen zugeordnet werden.
- Wie die Grundversion, aber die Wörter werden beim Erlaufen nicht in Form von Schrift auf dem Arbeitsblatt eingetragen, sondern alle sollen eine zeichnerische Darstellungsform finden.

# 12 gleich Dezember

Das folgende Spiel kann bei mobilen Gruppen ebenso eingesetzt werden wie bei nicht Gehfähigen. Im Übungsraum sollte möglichst Bewegungsfreiheit in Form einer kleinen Freifläche zur Verfügung stehen. Trainiert werden vor allen Dingen Reaktionsschnelligkeit und Informations-Verarbeitungs-Geschwindigkeit.

**Spielmaterial:**
Zwei Würfel

- bei beweglichen Gruppen möglichst große Schaumstoffwürfel (Augenwürfel);
- bei wenig mobilen Gruppen, die nur am Tisch trainieren, genügen große und für die gesamte Gruppe gut sichtbare Tischwürfel (z.B. aus Brettspielen).

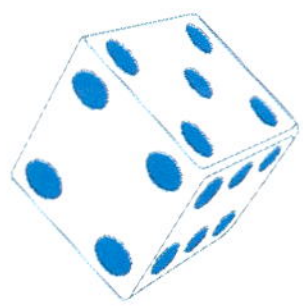

**Spielregel:**
Die Gruppe stellt sich im Kreis auf bzw. sitzt so um den Tisch, dass sich alle gegenseitig sehen können.
Die Spielleitung beginnt mit dem Würfeln, danach geht es reihum. Es wird immer mit beiden Würfeln gleichzeitig gewürfelt. Sind die Würfel gefallen, gilt es möglichst schnell die richtige Aktivität aufzunehmen.
Die Augen beider Würfel werden addiert. Die Summe entspricht jeweils einem Monat des Jahres. Sind z.B. eine 3 und eine 5 gefallen, so ergibt das 8 und entspricht dem Monat August; zeigen die Würfel eine 1 und eine 9, so entspricht das Ergebnis 10 dem Monat Oktober. Alle im jeweiligen Monat geborenen SpielerInnen müssen schnell reagieren, nachdem die Würfel gefallen sind. Für sie gilt es, einen Schritt zur Kreismitte zu treten oder eine Runde um den Kreis herumzulaufen, je nach vorheriger Vereinbarung.

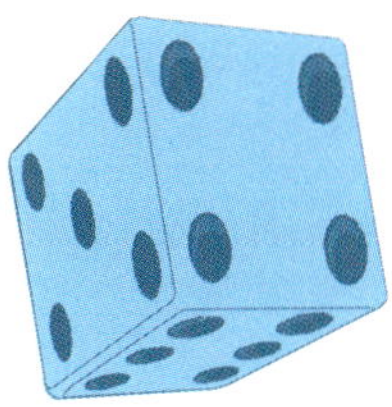

**Veränderungsmöglichkeiten**:

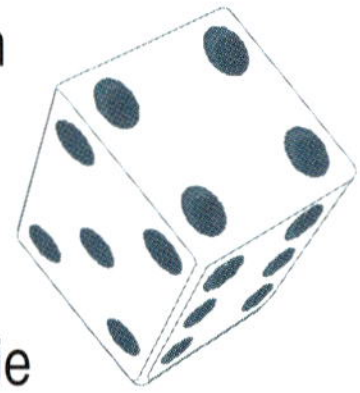

- Wie oben, aber die gesamte Gruppe soll reagieren und pantomimisch darstellen, wie gewöhnlich in dem jeweiligen Monat des Wetter ist. So kann z.B. bei Juli eine Sonne dargestellt werden, indem die Arme einen großen Kreis beschreiben und zusätzlich die Strahlen anfügen, im November können sich schnell bewegende Finger den für den Monat typischen Nieselregen zeigen.
- Wie oben, aber anstelle des Wetters sollen die SpielerInnen durch Mimik und Gestik zeigen, wie sie den jeweiligen Monat empfinden oder was sie dann gewöhnlich tun. Das kann natürlich individuell sehr verschieden sein. So kann einer im März das Wandern darstellen, weil ihn das Frühjahr dazu anregt, die andere denkt dabei eher an die Frühjahrsmüdigkeit, die sie jedes Jahr quält und gähnt unaufhörlich. Im Dezember backen die einen pantomimisch Lebkuchen, während die anderen sich Ski laufend fortbewegen.
- Die zwei Würfel können auch von Jahreszeiten unabhängig eingesetzt werden. Es geht wieder um schnelle Assoziationen. Fällt eine Zahl, so soll jeder möglichst schnell pantomimisch seine Gedankenverbindung mit dieser Zahl darstellen.

  Stehen z.B. beide Würfel auf 6, so könnte jemand ein Zifferblatt für die 12 Stunden des Tages darstellen, jemand anderes denkt an die 12 Apostel und versucht, diesen Gedanken den anderen durch Gestik und Mimik verständlich zu machen.

  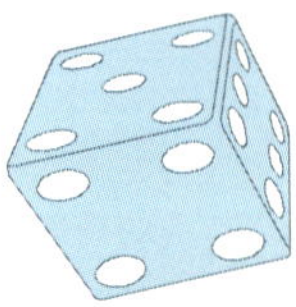

  Natürlich müssen die pantomimischen Darstellungen jeweils von der Gruppe erraten werden. Bei großen Gruppen kann auch so verfahren werden, dass reihum immer nur eine Person ihre Pantomime vorstellt und alle anderen raten.
- Diesmal geht's um's Kopfrechnen. Alle rechnen still für sich, alle Würfe werden addiert bis 50.

  Die Augen beider Würfel werden von Wurf zu Wurf addiert. Wann immer ein einzelner Wurf in seiner Summe 5 ergibt, löscht dies das Ergebnis. Dann sollen alle möglichst schnell reagieren und loslaufen. Die SpielerInnen wechseln dabei schnell die Plätze mit beliebigen anderen und nehmen einen neuen Platz auf der Kreisbahn ein. Dann beginnt das Augen-Addieren von vorn. Das Ziel ist, bis 50 zu kommen.

- Wie oben, aber weitere Zahlen werden mit einer Bewegung belegt. Zusätzlich zur löschenden 5 kann z.B. die 3 eine Funktion erhalten. Ist die erwürfelte Summe durch 3 teilbar, so wird der letzte Wurf nicht gezählt. Stattdessen drehen sich alle einmal um die eigene Achse. War z.B. die erwürfelte Summe bisher 32, und es folgt ein Wurf mit 1 und 3 = 4, so wäre die nächste Zwischensumme 36. Dies ist aber durch 3 teilbar, d.h. alle drehen sich einmal und streichen in ihrer Addition im Kopf den letzten Wurf. Folgt dann ein Wurf mit 1 und 2, so lautet die nächste Zwischensumme 35. Ziel ist wieder, bis 50 zu kommen.

# Die Ampel fällt aus

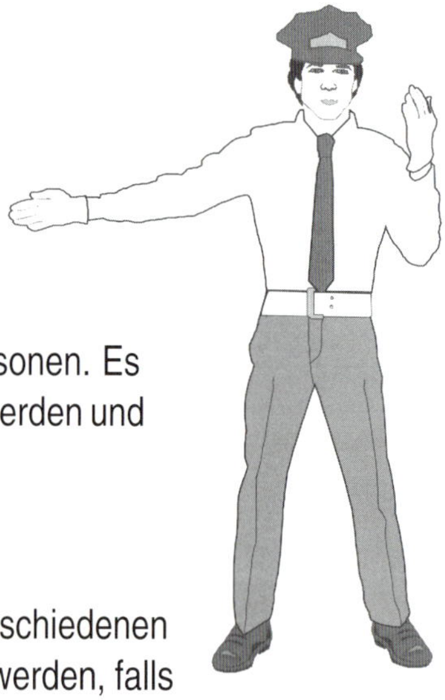

Mit diesem Spiel werden vor allem visuelle Wahrnehmung, Konzentration und Informations-Verarbeitungs-Geschwindigkeit trainiert. Es eignet sich sehr auch gut für Gruppen mit bewegungseingeschränkten Personen. Es kann im Sitzen oder im Stehen durchgeführt werden und benötigt keinen besonderen Übungsraum.

**Spielmaterial:**

Ein Plakat mit vier Richtungspfeilen in verschiedenen Farben. Es kann auch eine Folie vorbereitet werden, falls ein Overheadprojektor zur Verfügung steht oder die Pfeile können auf eine Tafel oder ein Flipchart gezeichnet werden.

**Spielregel:**

Als Einstieg erzählt die Spielleitung der Gruppe eine Geschichte, bei der einmal auf ihrem Weg in der Stadt die Ampel ausgefallen ist. Es brach ein Verkehrschaos aus, und so hat sie schließlich den Verkehr geregelt.

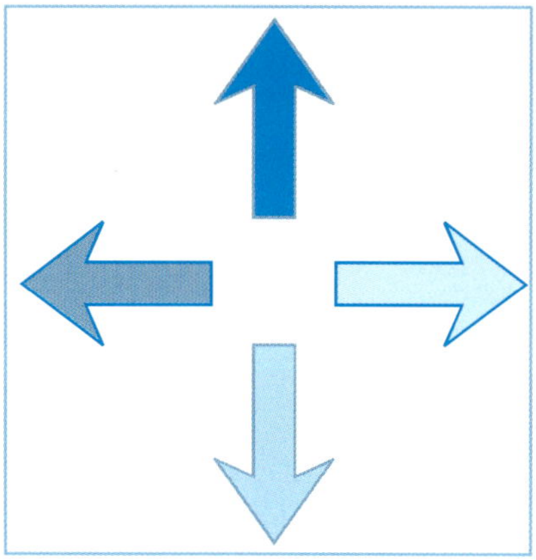

Gemeinsam wird die Situation nachgespielt. Die Spielleitung deutet auf den entsprechenden Pfeil, und alle strekken immer möglichst schnell nach dem Signal beide Arme in die jeweils angegebene Richtung: nach oben, unten, rechts oder links.

**Veränderungsmöglichkeiten:**

- Die Bewegung wird mit Sprache begleitet, indem jeweils die Richtung "oben", "unten", "rechts" oder "links" mitgesprochen wird.
- Wie oben, aber es wird gesprochen, was angezeigt wird, jedoch die Arme bewegen sich in die entgegengesetzte Richtung.
- Die Pfeilspitzen werden mit verschiedenen Farben versehen, und die Richtung wird nicht mehr angezeigt, sondern über Zuruf "rot", "grün" etc. angegeben.

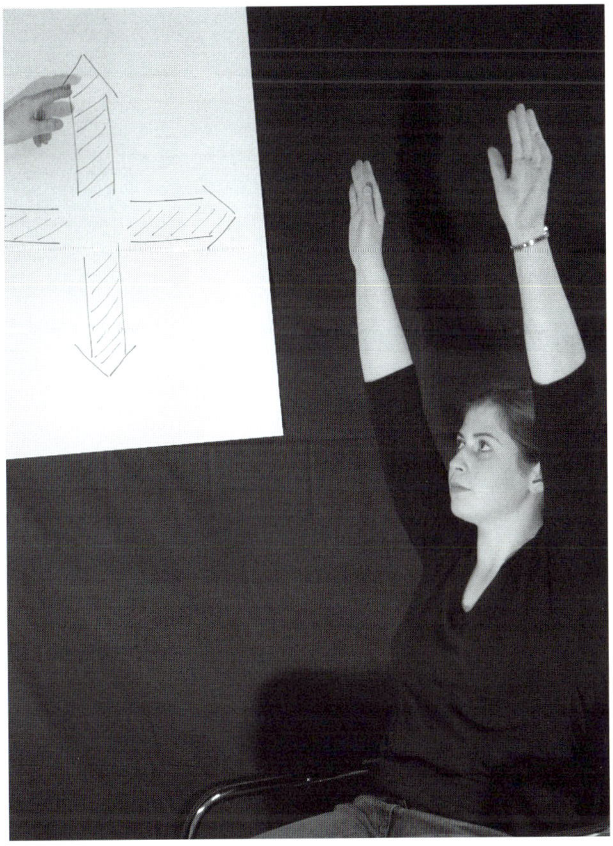

# Die Regenmacher

Geistige und körperliche Beweglichkeit gehören eng zusammen.So sollte möglichst in jeder Übungsstunde versucht werden, beide Elemente kombiniert zu fördern. Bei diesem Spiel lassen Spaß und Freude die Zweckmäßigkeit der Bewegung vergessen. Im Stehen und im Sitzen durchzuführen.

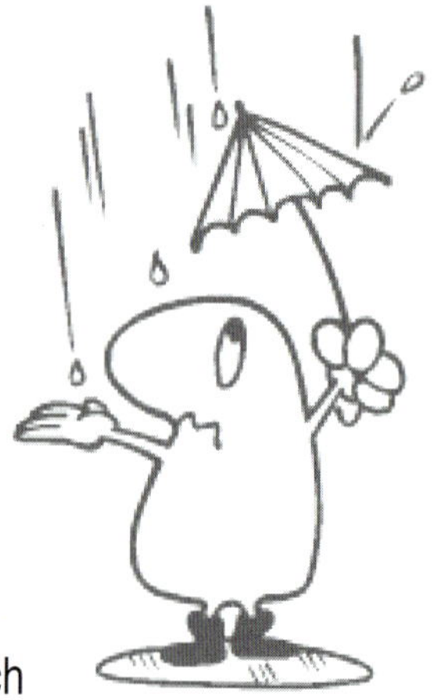

**Spielmaterial:** Ist nicht erforderlich

**Spielregel:**
Die Spielleitung erzählt der Gruppe eine Geschichte, bei der nach längerer Trockenperiode alle Menschen sehnsüchtig den nächsten Regen erwarten.
Da der Regen von alleine nicht kommt, ahmt die Gruppe gemeinsam die Geräusche nach, die entstehen, wenn Regen ganz langsam aufkommt, allmählich immer stärker, dann Platzregen wird und allmählich wieder abklingt, um schließlich völlig zu verschwinden.
Diese Geräusche entstehen so: Alle sitzen oder stehen im Kreis. Die Spielleitung gibt Bewegungen vor und steht dabei in der Kreismitte. Sie bzw. er dreht sich langsam und sieht jede(n) MitspielerIn kurz an. Alle führen die Bewegung jeweils so lange aus, bis die Spielleitung zu einer neuen Bewegung auffordert.
In jeder Runde wird eine neue Bewegung vorgegeben: Hände reiben, schnippsen, auf die Oberschenkel klatschen, mit den Füßen stampfen, auf die Oberschenkel klatschen, schnipsen, Hände reiben.

**Veränderungsmöglichkeiten:**

Die Gruppe sitzt an Tischen, und die Tische werden in die Geräusch-Erzeugung einbezogen: Hände reiben, mit den Fingern auf die Tischplatte schlagen, mit den Fingerknöcheln auf die Platte klopfen, mit den Handflächen darauf schlagen, mit den Füßen stampfen, mit den Handflächen schlagen .....

# Wer stand wo?

Schon der Name des Spiels macht deutlich, dass es hier um Bewegung und Veränderung geht.
Die MitspielerInnen sollten in der Lage sein, sich gehend fortzubewegen.

**Spielmaterial:**

Es wird kein Spielmaterial benötigt. Ist die Spielleitung allerdings beim Singen nicht sehr stimmsicher, bietet sich der Einsatz eines Musikinstrumentes, eines CD-Players oder Cassettengerätes an.

**Spielregel:**

Die Gruppe stellt sich im Quadrat auf. Bei 12 Personen stehen dementsprechend auf jeder Seite vier; bei anderer Personenzahl wird ein Rechteck gebildet. Alle Teilnehmer prägen sich kurz das Bild der genauen Gruppierung ein. Wer steht neben wem? Wer steht gegenüber ....?

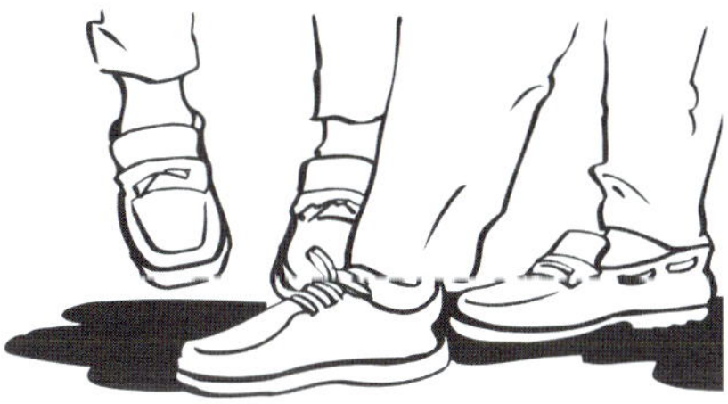

Auf ein Zeichen der Spielleitung setzt die Musik ein. Die Gruppe bewegt sich zur Musik, frei im Raum umhergehend. Ein erneutes Signal seitens der Spielleitung bedeutet: alle sollen sich wieder in gleicher Formation aufstellen wie zu Beginn. Am wenigsten Aufwand braucht es, wenn alle gemeinsam ein Wanderlied singen. Natürlich kann auch "Konservenmusik" eingesetzt werden. Hierzu eignet sich vor allen Dingen Marschmusik. Verschiedene Varianten sind möglich:

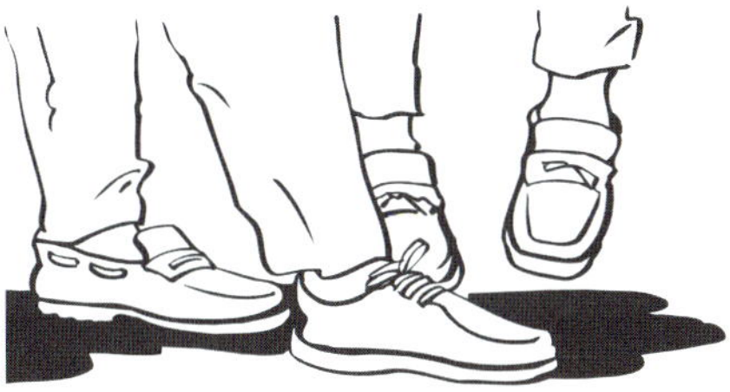

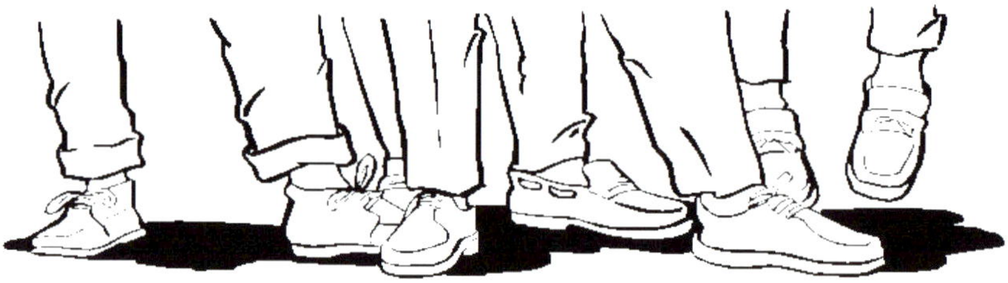

**Veränderungsmöglichkeiten:**

- Wie oben, aber nach der Musikphase soll bei erneuter Aufstellung das Quadrat um 90 oder um 180 Grad rechts oder links im Raum gedreht erscheinen.
- Wie oben, aber die Neuaufstellung erfolgt immer um einen Platz nach rechts oder links verschoben.
- Wie oben, aber die Grundformation ist ein Rechteck, ein Dreieck oder eine andere Figur; es kann auch ein Buchstabe oder eine Zahl sein.
- Wie oben, aber die Neuaufstellung erfolgt als Spiegelbild der Grundformation.
- Wie oben, aber vor der Musikphase wird vereinbart, welche zwei Personen bei der Neuaufstellung miteinander die Plätze tauschen. Mit geübten Gruppen können auch mehr Personen ihre Standorte wechseln.

# Da geht uns der Hut hoch!

Dieses Spiel lässt sich besonders gut am zweiten Kurstermin einsetzen. Wenn bei der ersten Veranstaltung das Kennenlernen der Namen auf dem Programm stand, so bietet sich hier die Gelegenheit, die Namen zu wiederholen und zu festigen. Die TeilnehmerInnen sollten gehfähig sein. Die Spielleitung kann - bei bewegungseingeschränkten Gruppen - durch leichte Veränderungen die Regeln anpassen. Das Spiel trainiert vorrangig die Basis-Lern-Geschwindigkeit, bei entsprechendem Tempo in der Fortbewegung gleichzeitig die Ausdauer.

**Spielmaterial:**

Je SpielerIn ein Hut bzw. eine Kopfbedeckung. Die Hüte sollten möglichst sehr verschieden sein, zum Beispiel Herrenhut, Damenhut, Baskenmütze, Schutzhelm, Zeitungshelm, Skimütze, Fastnachtshut usw. Gegebenenfalls Musik-Abspielgerät und Tonträger für Musikbegleitung.

**Spielregel:**

Die Spielleitung legt im Raum alle Hüte bzw. Kopfbedeckungen aus. Alle SpielerInnen werden aufgefordert, sich eine auszusuchen und aufzusetzen. Mit der Kopfbedeckung bewegen sich alle durcheinander laufend oder gehend zur Musik frei im Raum. Es kann auch zum Beispiel ein Wanderlied gesungen werden (durch die Mundbewegung erhöht sich zusätzlich die Hirndurchblutung - siehe motorischer Homunculus!). Dabei sollen sich alle TeilnehmerInnen immer wieder bei jeder Begegnung begrüßen, indem sie ihre Kopfbedeckung kurz lüften und die Hände schütteln.

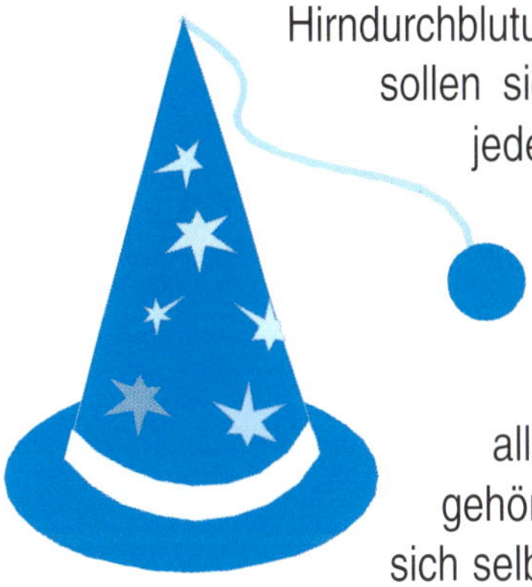

In den Begrüßungsphasen gilt es, sich jeweils das Gegenüber gut einzuprägen, vor allen Dingen die Kombination - welcher Hut gehört zu welcher Person? Den eigenen Hut sollen sich selbstverständlich alle merken, denn er wird für

die Spielauswertung noch einmal gebraucht. Nach ca. fünf Minuten bewegter Begrüßungs-Zeremonien nehmen alle ihre Kopfbedeckungen wieder ab und legen sie für die gesamte Gruppe sichtbar in die Mitte. Es folgt eine kurze Ablenkung, eventuell durch eine Durchstreichübung.
Danach schreibt jede(r) TeilnehmerIn einzeln auf, welche Namens-Hut-Kombinationen ihr bzw. ihm noch in Erinnerung sind. Tirolerhut - Herr A, Strohhut - Frau B usw. Zur Erleichterung und Zeitersparnis kann die Spielleitung vorbereitete Arbeitsblätter zu dieser Übung mitbringen, auf denen zwei Spalten verzeichnet sind. Eine ist entweder mit den Namen aller KursteilnehmerInnen gefüllt oder mit den vorhandenen Hut-Arten. Die freie Spalte wird dann einzeln ausgefüllt.

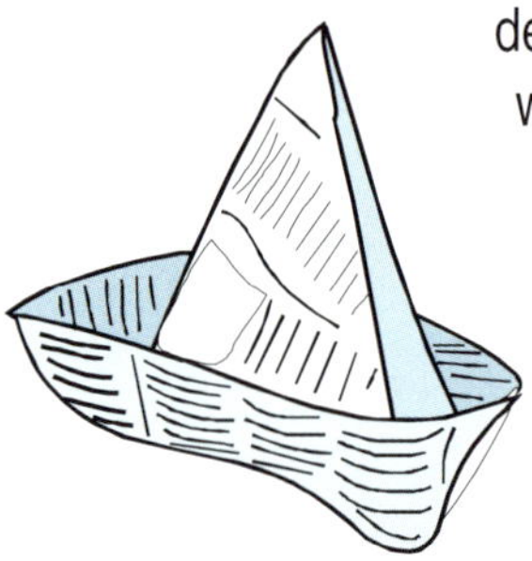

Zur Punkt-Vergabe setzen alle am Ende noch einmal den anfangs von ihnen ausgewählten Hut auf. Nun wird mit den Ergebnis-Zetteln verglichen. Für jede richtige Kombination gibt´s einen Punkt. Sollen Namen und Hüte erinnert werden, wird je ein Punkt für einen richtigen Namen und für jeden richtig zugeordneten Hut verteilt.

**Veränderungsmöglichkeiten:**

- Wie oben, aber es gibt mehr Hüte zur Auswahl, als Personen beteiligt sind. Die Entscheidung, welche Hüte überhaupt im Spiel waren, wird dann schwieriger.
- Wie oben, aber es werden Kopfbedeckungen ausgewählt, die sich nur durch kleine Einzelheiten voneinander unterscheiden, zum Beispiel verschiedenfarbige Hutbänder, Anstecker, Federn etc. Genaueres Hinsehen ist nötig.
- Wie oben, aber die Hüte werden auf ein Signal der Spielleitung hin nach der Hälfte der Spielzeit einmal gewechselt. Je Kopfbedeckung sind nun schon zwei Personen bzw. Namen zu erinnern.

# Autoscooter

Diese Spiel eignet sich zum Einsatz bei gehfähigen Zielgruppen. Es trainiert vor allen Dingen taktile Wahrnehmung, Reaktion und Koordination. Im Alltag wird gerade diese Art der Wahrnehmung über das Fühlen und Tasten mit zunehmendem Alter meist immer weniger gefordert.

**Spielmaterial:** Ist nicht erforderlich

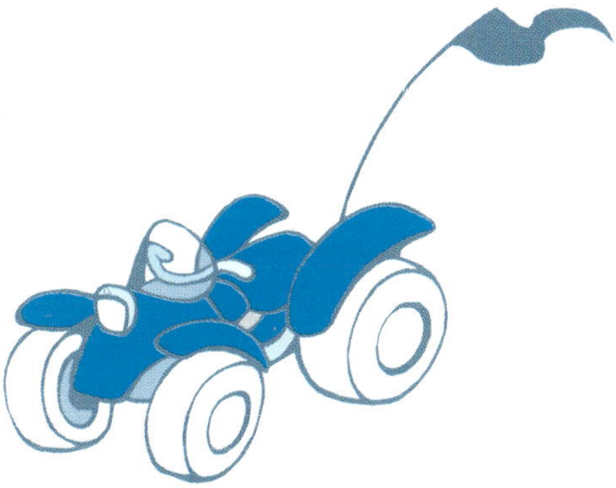

**Spielregel:**

Die teilnehmenden Personen bilden Paare. Die PartnerInnen stehen jeweils hintereinander. Jeweils ein Partner bzw. eine Partnerin ist ein >Autoscooter<, das vom anderen gesteuert wird. Beide bewegen sich frei durch den Raum, immer den Signalen des bzw. der Steuernden folgend. Wichtig ist, dass die Autoscooter nur sehr kleine Schritte machen und sehr langsam gehen.

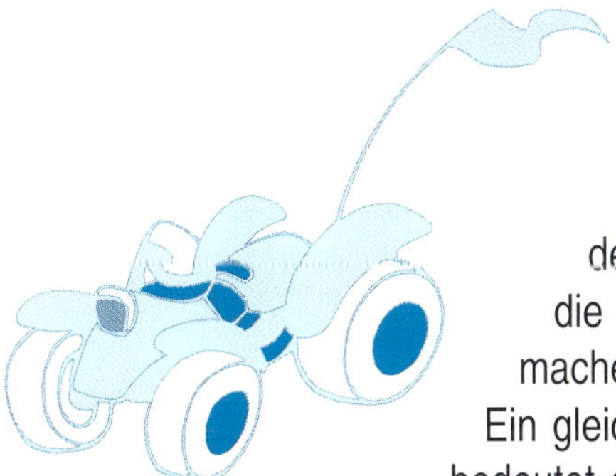

Ein gleichzeitiges Tippen auf beide Schultern bedeutet geradeaus gehen, das Tippen auf die rechte oder linke Schulter eine Drehung um 90° in die entsprechende Richtung. Richtungswechsel können immer nur um 90° - also im rechten Winkel - erfolgen. Handauflegen auf beide Schultern bedeutet >stopp<. Achtung: Natürlich sollten die anderen Paare im Raum beachtet und das Autoscooter sicher durch den „Verkehr“ gesteuert werden.
Nach kurzer Zeit tauschen beide PartnerInnen die Rollen.

**Veränderungsmöglichkeiten:**

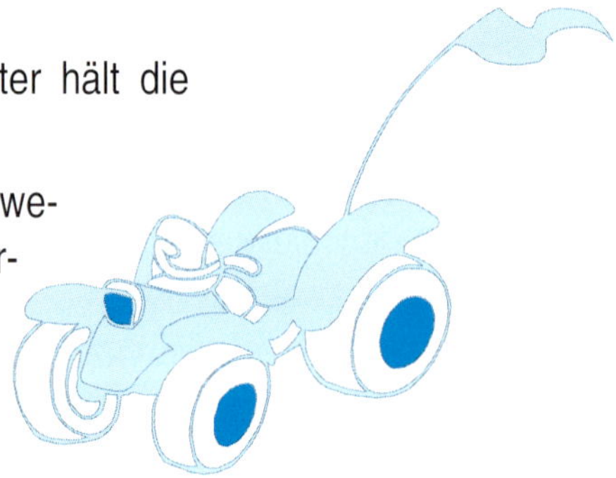

- Wie oben, aber das Autoscooter hält die Augen geschlossen.
- Wie oben, aber zum sicheren Bewegen im Raum lässt der Steuermann bzw. die Steuerfrau die Hände auf den Schultern liegen und gibt die Signale durch kurzen Druck.
- Es werden Dreiergruppen gebildet. Je 2 Autoscooter werden von einer Person gesteuert. Beim Start stehen die beiden Autoscooter Rücken an Rücken. Ziel ist, die beiden so zu bewegen, dass sie sich am Ende gegenüberstehen. Gerät ein Autoscooter an ein Hindernis, so bleibt er bzw. sie davor stehen, bis Befreiung durch die steuernde Person erfolgt. Vorsicht! Diese Version lässt sich nur mit sehr mobilen Gruppen spielen. Besonders für die steuernden Personen ist das Spiel sehr laufintensiv. Die Durchführung ist nur im Freien oder in grossen Räumen möglich.

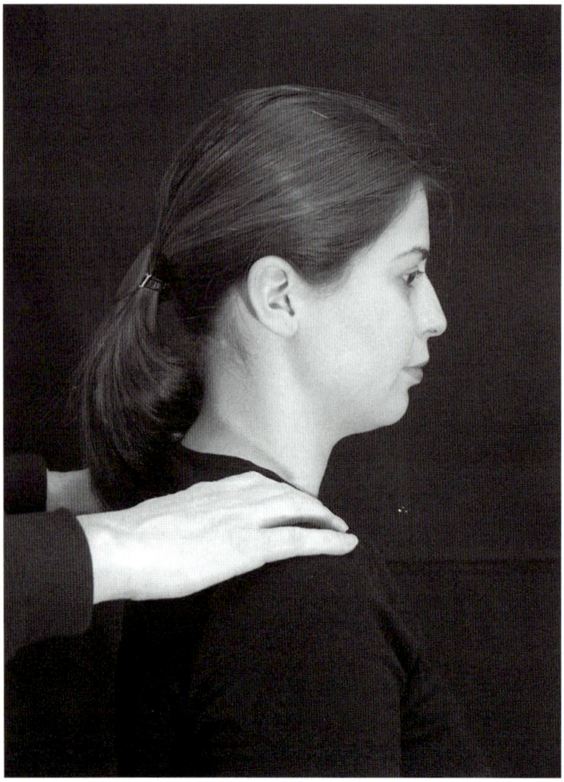

# Spiegelbild

Dieses Spiel trainiert visuelle Wahrnehmung und räumliches Denken. Es lässt sich außerdem sehr gut der körperlichen Beweglichkeit der MitspielerInnen anpassen.

**Spielregel:**
Es werden Paare gebildet. Die Spielleitung erläutert eine Situation, bei der jemand vor einem Spiegel steht. Zum Beispiel steht jemand am Morgen auf und steht seinem unausgeschlafenen Spiegelbild vor einem großen Schrank mit Spiegeltüren gegenüber. Um wach zu werden, beginnt die Person langsam mit einigen Bewegungsübungen.
Diese Situation spielen die TeilnehmerInnen nach. Die SpielerInnen stehen paarweise gegenüber. Jeweils eine Person beginnt mit langsamen, fließenden Bewegungen, zum Beispiel mit einem Arm. Das Gegenüber versucht,

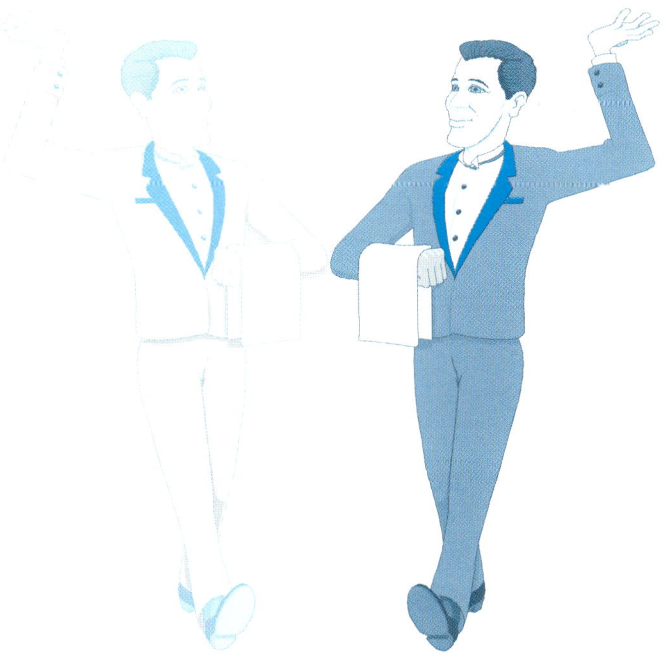

diese Bewegungen wie ein Spiegelbild möglichst synchron nachzumachen. Dazu sollten die Bewegungen unbedingt langsam ausgeführt werden. Später werden dann weitere Körperteile einbezogen.
Die Intensität der Übungen richtet sich nach der körperlichen Belastbarkeit der Gruppe bzw. des Paares. Bei bewegungseingeschränkten Personen kann die Spiegelsituation auf die Darstellung der Morgentoilette vor dem Badezimmerspiegel (mit Gesichtswäsche, Zähneputzen, Kämmen etc.) eingegrenzt werden.
Nach einiger Zeit werden die Rollen gewechselt. Nun ist die Person, die zuvor die Bewegung angegeben hat, der Spiegel und muss die Vorgaben der anderen nachvollziehen.
Wie lange brauchen die PartnerInnen, um herauszufinden, welchen Arm der "Spiegel" heben muss, um ein echtes Spiegelbild zu liefern? Je schneller die Bewegung wird und je mehr Gliedmaßen gleichzeitig zum Einsatz kommen, desto mehr Verwirrung gibt es.

**Veränderungsmöglichkeiten:**

- Die Paare erfinden selbst Situationen, die sie darstellen und widerspiegeln: z.B.: Nervosität bei einer Autofahrt im Stau unter Termindruck, Warten an der Bushaltestelle, Anprobe beim Kleiderkauf usw.
- Ein(e) PartnerIn überlegt sich die Situation, der "Spiegel" vollzieht blind nach und muss nachher erraten, was dargestellt wurde.
- Wie oben, aber ein Paar stellt die Situation dar, und die anderen Gruppenmitglieder erraten, worum es sich gehandelt hat.

# Wacher Rücken

Dieses Spiel trainiert vor allen Dingen die taktile Wahrnehmung und die Konzentration. Im Alltag wird gerade diese Art der Wahrnehmung über das Fühlen und Tasten mit zunehmendem Alter meist immer weniger gefordert.

**Spielregel:**
Die TeilnehmerInnen bilden Paare. Die PartnerInnen stehen oder sitzen jeweils hintereinander. A schreibt auf den Rücken von B mit dem Zeigefinger groß und deutlich eine Zahl. B versucht, die Zahl zu erspüren und nennt sie A. Rät B nicht gleich beim ersten Mal richtig, gibt es einen zweiten und dritte Versuch zur korrekten Lösung. Z nächst sollte mit einstelligen Zahl begonnen werden; nach einiger Üb können auch zwei, drei-, vier- und m stellige Zahlen erfühlt und erinnert werden. Nach jeder Ziffer tippt A kurz auf B's Schulter als Signal dafür, dass ein Zeichen beendet ist. Nach jeder richtig erspürten Botschaft wechseln A und B ihre Funktionen als Sender und Empfänger.

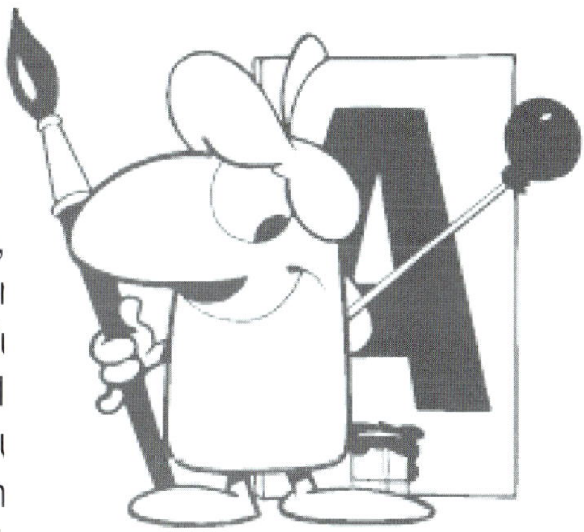

Routinierte TrainerInnen können das Spiel auch gut zum Training der Merkspanne einsetzen. Dazu müssen die Mitglieder der Gruppe so trainiert sein, dass ihre Schnelligkeit beim Schreiben und Erspüren der Zahlen ausreicht, um den Sekundentakt einzuhalten.

**Veränderungsmöglichkeiten:**

- Anstelle der Zahlen werden einzelne Buchstaben geschrieben, später - wie bei den Zahlen erweitert - diesmal zu Wörtern oder sogar zu kurzen Sätzen. Beim Training der Merkspanne sollten zusammenhanglose Buchstabenfolgen gewählt werden.
- Die zu übermittelnde Botschaft kommt nicht aus dem alphanumerischen Bereich (also weder Zahlen noch Buchstaben), sondern es wird ein Symbol oder ein einfaches Bild gemalt und erraten.
- Die von A übermittelte Botschaft wird von B nicht mehr zur Kontrolle genannt, sondern durch eine neue Botschaft an den "wachen Rücken" von B beantwortet: A schreibt auf den Rücken von B 1 + 4 x 3, und B antwortet nonverbal, indem er oder sie die richtige Antwort (eine 15) auf den Rücken von A schreibt.
- Beim Umgang mit Buchstaben können z.B. Wörter ergänzt werden: A schreibt "MERK", und B ergänzt dann "SPANNE". Eine weitere Möglichkeit ist, eine Wortkette zu bilden: A schreibt "ABEND", B antwortet "LAND" (Abendland); A setzt fort mit "KARTE" (Landkarte) usw.

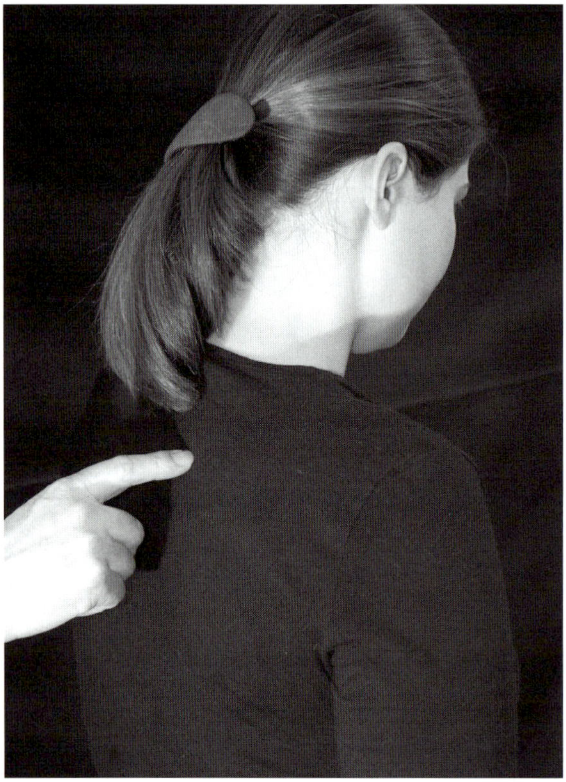

# Bunte Ballons

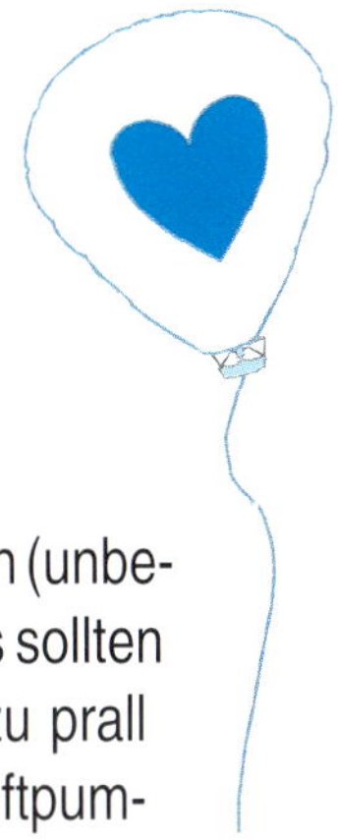

Diese Spiel trainiert vor allem Informations-Verarbeitungs-Geschwindigkeit und Reaktionsschnelligkeit. Es kann - abhängig von der Beweglichkeit der Gruppenmitglieder - im Stehen oder im Sitzen gespielt werden.

**Material:**

Benötigt werden mehrere Luftballons in verschiedenen Farben (unbedingt Reserve bereithalten, falls Ballons platzen!). Die Ballons sollten vor Beginn der Trainingseinheit von der Spielleitung nicht zu prall aufgepustet werden, möglichst mit einer Ballon-/Luftpumpe. Das Selbst-Aufblasen durch die Gruppenmitglieder sollte bei einer unbekannten Personengruppe vermieden werden! Für das Beschriften der Ballons werden wasserfeste Filzstifte gebraucht, es müssen nicht unbedingt Folienstifte sein.

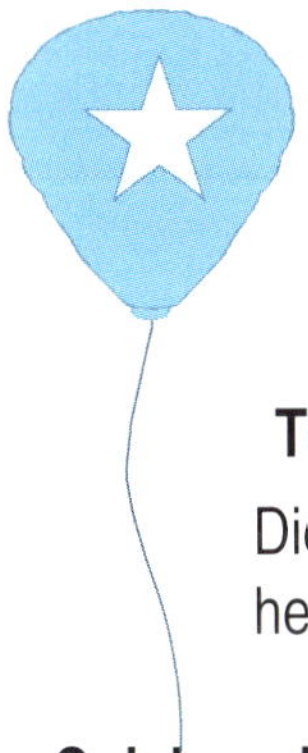

**Teilnehmer:**

Die Gruppe sitzt oder steht im Kreis, je nach räumlichen Gegeben heiten und körperlichen Fähigkeiten der TeilnehmerInnen.

**Spielregel:**

1 Ballon soll von der Gruppe durch gegenseitiges Zuspiel in der Luft gehalten werden; dabei werden zunächst die Hände benutzt, später bei jedem Ballonkontakt ein anderes Körperteil, z.B. Schulter, Ellenbogen, Knie ...

**Veränderungsmöglichkeiten:**

- Wie oben, aber mit 2, 3, 4, 5 ... Ballons; keiner soll auf den Boden fallen. Bei einer großen Gruppe können zwei Mannschaften gebildet werden. Welcher Mannschaft gelingt es am längsten, alle Ballons in der Luft zu halten? Welche Mannschaft hat weniger Fehlpunkte (die gibt´s für jeden Ballon, der herunterfällt und den Boden bzw. den Tisch berührt)?

- Es sind zwei Ballons im Spiel. Auf dem einen steht groß und deutlich sichtbar ein R, auf dem anderen ein L. Der Ballon mit dem R darf nur mit der rechten Hand berührt und geschlagen werden, der mit dem L nur mit der linken. Zum leichteren Erkennen können unterschiedliche Farben für die Ballons gewählt werden.
- Wie oben, aber mit 5 Ballons, die mit Ziffern versehen sind: Ballon 1, Ballon 2, Ballon 3 ... Die verschiedenen Finger werden durchnumeriert: Daumen = 1, Zeigefinger = 2, Mittelfinger = 3, Ringfinger = 4, kleiner Finger = 5. Ballon 3 darf nur mit dem Mittelfinger berührt werden, Ballon 5 nur mit dem kleinen Finger usw. Die Ballons können in 5 verschiedenen Farben gewählt werden. Dann ist es möglich, nach einigem Training die numerierten Ballons durch neutrale in gleichen Farben zu ersetzen. Wer weiß noch, ob der gelbe Ballon die 2 trug und nur mit dem Zeigefinger berührt werden durfte ... oder war es eine 4?

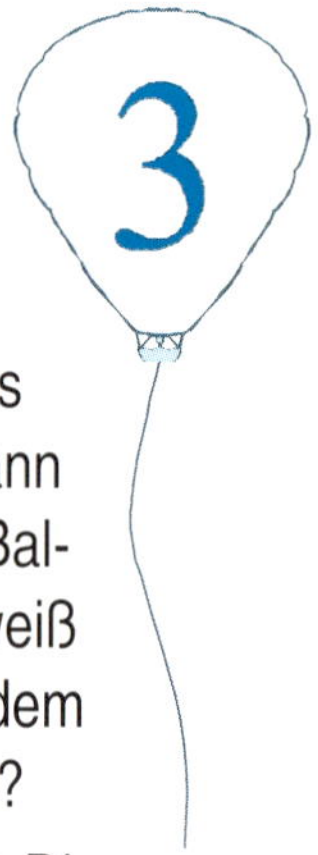


- Es sind 2, später mehr verschieden farbige Ballons im Spiel. Die Ballons werden geworfen, nicht geschlagen. Mit Blickkontakt muss sich die Gruppe verständigen, wer wem wann einen Ballon zuwirft, denn es darf immer nur einer zur Zeit geworfen werden. Wer den Ballon fängt, nennt eine Obstsorte oder eine Blume, die in der entsprechenden Farbe vorkommt. Erhält also jemand einen gelben Ballon, und die Gruppe hat sich auf Obstsorten geeinigt, könnte Banane, Sanddorn oder Mirabelle das richtige Stichwort sein. Ist die Wahl auf Blumen gefallen, wären beim Erhalt eines blauen Ballons z.B. Vergissmeinnicht, Rittersporn oder Iris zu nennen.

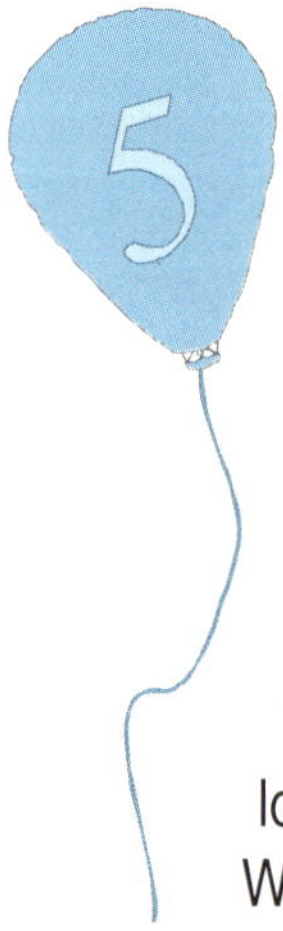


  Werfen zwei oder mehr Gruppenmitglieder gleichzeitig ihre Ballons, erhalten die betreffenden WerferInnen je einen Minuspunkt. Weitere Minuspunkte werden verteilt, wenn jemand ein falsches Stichwort nennt, z.B. Osterglocke beim Erhalt eines roten Ballons. Wer übersteht die Spielrunde mit den wenigsten Punkten?

- Ballons werden im Uhrzeigersinn oder entgegengesetzt im Kreis durch Werfen weitergegeben. Gelingt es, zu einem gemeinsamen Rhythmus in der Gruppe zu kommen? Schwieriger wird´s, wenn Ballons mit sehr unterschiedlichen Größen und Formen im Spiel sind. Vielleicht mogelt jemand auch einen Wasserball, einen Softball oder einen Tennisball dazwischen?

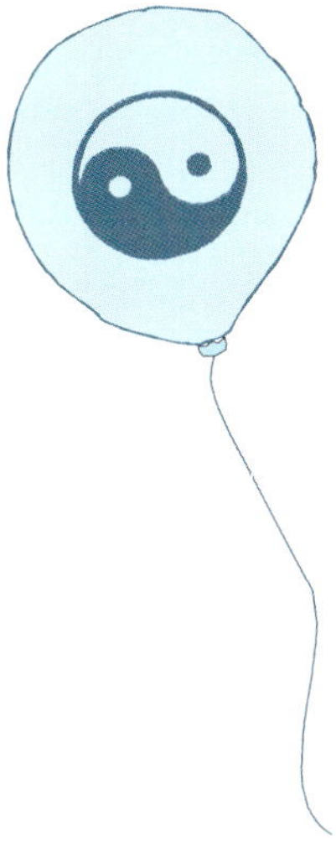

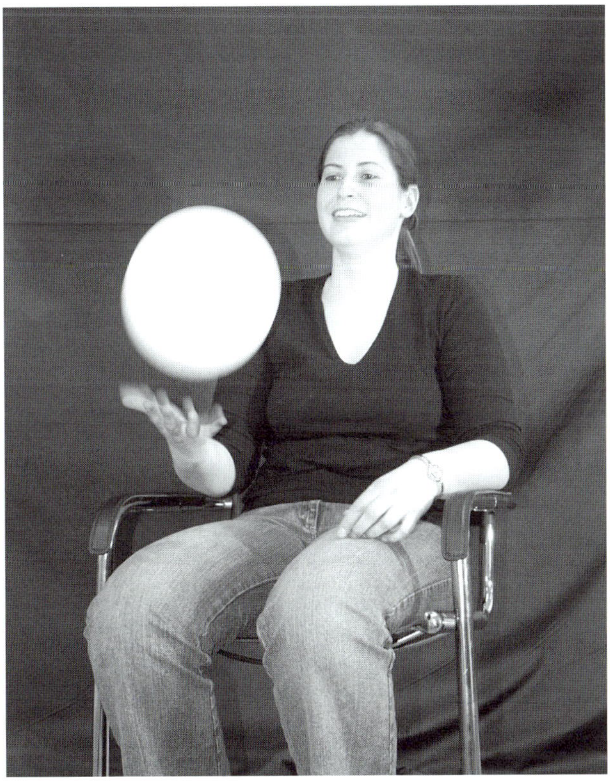

# Die Uhr schlägt.......

Bei diesem Spiel sind besonders die pantomimischen Fähigkeiten gefragt. Zahlen müssen von analog auf digital umgestellt werden. Bei einigen Formen sind koordinative Fähigkeiten gefordert.

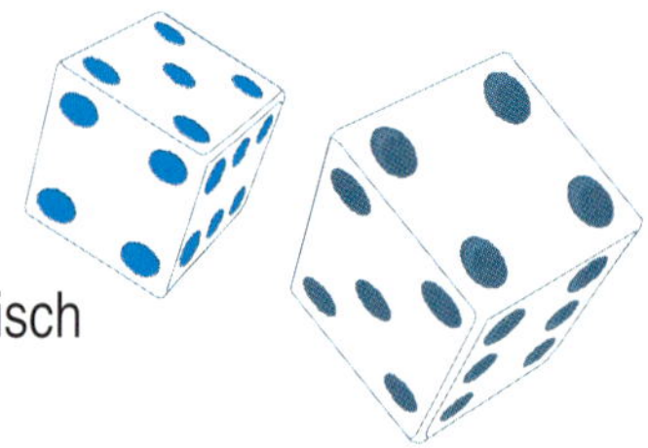

## Material:

- 2 oder 4 große Schaumstoffwürfel oder
- 2 oder 4 kleine Würfel zum Würfeln am Tisch

## Spielregel:

Alle sitzen im Kreis. EinePerson wirft zwei große Schaumstoffwürfel in die Kreismitte. Die Augen beider Würfel werden addiert. Die Augenzahl gibt jeweils eine Tageszeit vor; z.B. eine „fünf“ und eine „drei“ ergeben aufaddiert eine acht, also acht Uhr. Die Spielerin bzw. der Spieler zeigt daraufhin eine Bewegung, die darstellt, was er bzw. sie gewöhnlich zu dieser Zeit tut. Die Gruppe errät aus der Bewegung die entsprechende Tätigkeit.

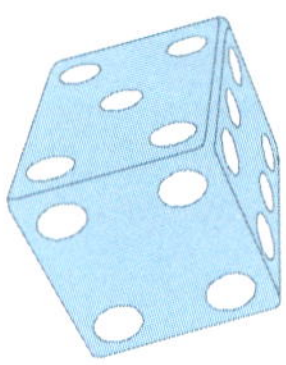

Es kann frei gewählt werden, ob die gewürfelte Acht für acht Uhr morgens oder acht Uhr abends steht.

Beim Einsatz von 4 Würfeln bleibt keine Wahlmöglichkeit, sondern die Zeit ist genau vorgegeben.

## Veränderungsmöglichkeiten:

- Es wird nicht mit großen Schaumstoffwürfeln für alle sichtbar gewürfelt, sondern mit kleinen Würfeln am Tisch. So sieht nur die Person, die gerade an der Reihe ist, die Vorgabe für die eigene pantomimische Darstellung. Der Gruppe bleibt dieser Hinweis vorenthalten und sie muss, ohne die Tageszeit als zusätzlichen Anhaltspunkt, allein aus der Bewegung erraten, um welche Tätigkeit es sich bei der Darstellung handelt.

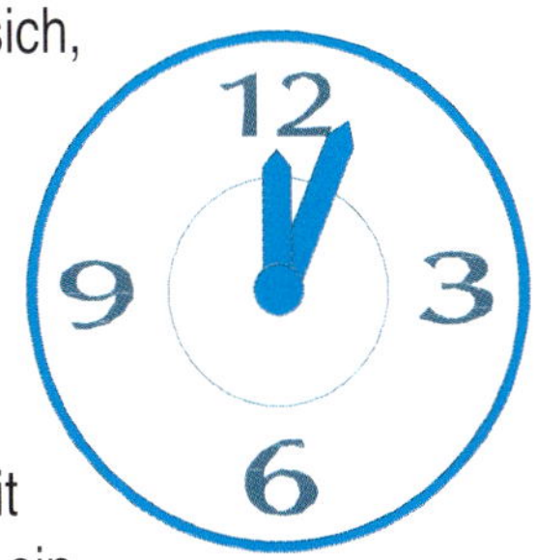


- Eine weitere Veränderungsmöglichkeit bietet sich, wenn nicht mehr pantomimisch dargestellte Tätigkeiten erraten werden sollen, sondern alle Gruppenmitglieder sich bewegen. Ein(e) SpielerIn erwürfelt wie oben eine Uhrzeit. Diese wird dann von allen mit Hilfe beider Arme optisch dargestellt, wie bei einer Uhr mit Analog-Anzeige. Die Arme werden als Zeiger eingesetzt. Bei zwölf Uhr halten alle beide Arme senkrecht nach oben. Bei neun Uhr wird der rechte Arm in Schulterhöhe zur Seite gestreckt, der linke zeigt senkrecht in die Höhe usw. Dabei muss die Gruppe sich verständigen, aus welcher Position die Uhr zu betrachten ist. Am besten sollte die Uhrzeit immer für die Gegenüberstehenden sichtbar angezeigt werden.

  Wie oft geht die Uhr falsch oder spiegelverkehrt?

# A - H - O !

Dieses Spiel trainiert vor allen Dingen die Reaktionsschnelligkeit.

**Spielregel:**

Die TeilnehmerInnen stehen oder sitzen im Kreis. Es werden in schneller Folge immer wieder die Buchstaben **A**, **H** und **O** gerufen. Die Reihenfolge, wer welchen Buchstaben nennen soll, ergibt sich aus den Gesten. Wer beginnt, bestimmt die Gruppe.

Für die drei Buchstaben **A**, **H** und **O** werden Gesten vereinbart. Das Nennen der Buchstaben und das Ausführen der dazugehörigen Bewegungen sollte möglichst zügig erfolgen.

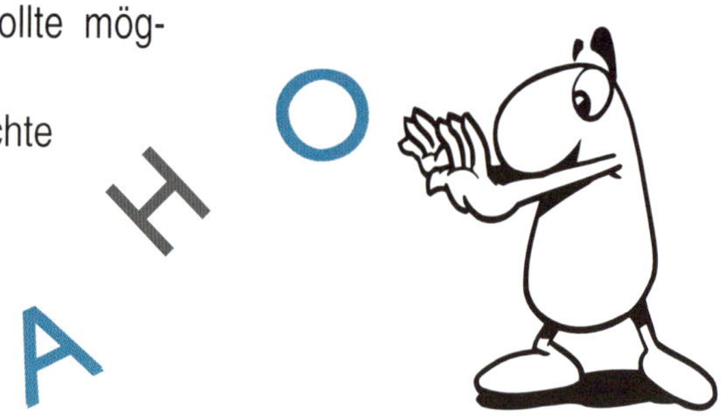


**A** = ➤ wahlweise wird die rechte oder die linke Hand mit dem Handrücken unter das eigene Kinn gelegt. So zeigen die Fingerspitzen auf den Nachbarn oder die Nachbarin rechts oder links, je nachdem, welche Hand benutzt wurde. Entsprechend dieser Richtungsangabe geht hier das Spiel weiter. Die SpielerIn, auf die oder den die Fingerspitzen zeigten, setzt fort mit dem Ruf **H**.

**H** = ➤ wie A, d.h. wahlweise linke oder rechte Hand unter das Kinn legen. Die Person, auf die nun die Fingerspitzen zeigen, setzt fort mit **O**. Die Aufgabe bei **O** heißt: ➤ einen Arm ausstrecken und mit dem Finger auf eine beliebige Person in der Runde zeigen, bei der das Spiel wieder mit A beginnen soll. So werden in schneller Folge immer wieder die drei Buchstaben genannt. Die Reihenfolge im Kreis wechselt ständig, da es jeder Spielerin bzw. jedem Spieler überlassen bleibt, die weitere Spielrichtung festzulegen.

**Veränderungsmöglichkeiten:**

- A und H dürfen beliebig oft genannt und mit Gesten begleitet werden. Wer am Spiel ist, entscheidet, wann durch das Signal O wieder ein anderer Teil des Kreises einbezogen wird.
- Die Buchstaben werden durch Zahlen ersetzt. Es wird in der Runde gezählt. 1 beginnt mit der Hand unterm Kinn, 2 setzt mit der gleichen Bewegung in beliebiger Richtung fort. Bei 3 folgt der Fingerzeig auf eine andere Person im Kreis. 4 und 5 machen weiter mit der Hand unter dem Kinn, bei 6 muss wieder auf jemanden aus dem Kreis gedeutet werden. So wird weitergezählt, und bei allen durch 3 teilbaren Zahlen erfolgt der Fingerzeig.
- Wie oben, aber Zahlen dürfen in beliebiger Folge genannt werden. Alle durch 3 teilbaren Zahlen werden mit Fingerzeig begleitet, alle anderen mit der Hand unterm Kinn.

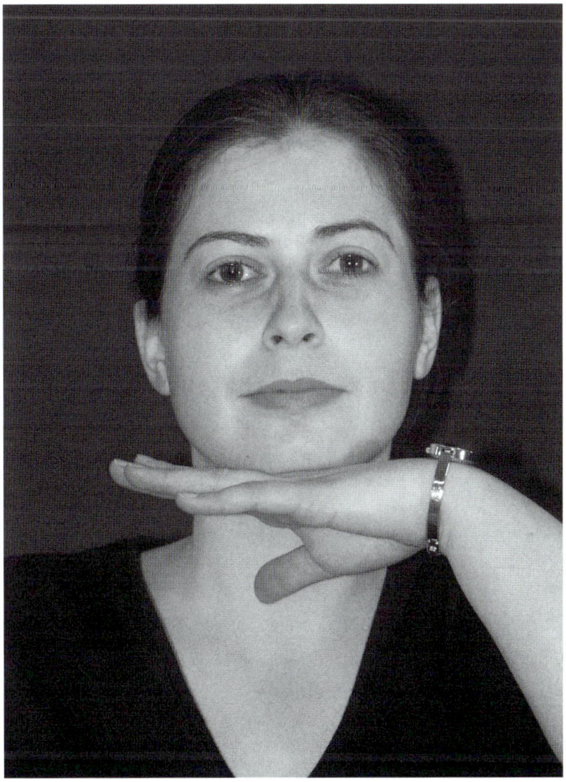

# Aura

Dieses Spiel trainiert vor allen Dingen die Orientierung im Raum, den Gleichgewichtssinn und die taktile Wahrnehmung. Die SpielerInnen sollten gehfähig sein.

**Spielregel:**

Die teilnehmenden Personen stellen sich zu Paaren gegenüber. Beide strecken die Arme lang nach vorn und legen die Handflächen gegeneinander. Sie verharren einige Sekunden in dieser Position. Danach bleibt nach Absprache ein(e) PartnerIn stehen, der bzw. die andere geht mit geschlossenen Augen drei Schritte rückwärts, dann wieder vor und versucht, die Hände des Gegenübers wiederzufinden. Auch dabei bleiben die Augen geschlossen.

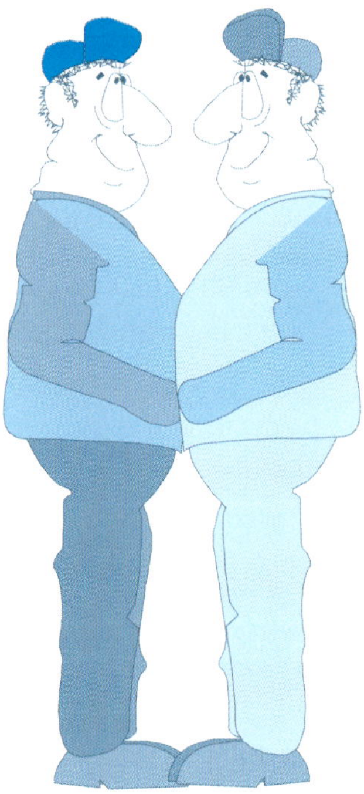

**Veränderungsmöglichkeiten:**

- Wie oben, aber die Handflächen werden nicht berührt. Die PartnerInnen versuchen, auch ohne Berührung die >Aura< zu spüren.
- Wie oben, aber zusätzlich zum Rückwärtsgehen wird eine ganze Drehung (360°) ausgeführt. Erst dann werden die Hände des Gegenübers wieder gesucht.
- Wie oben, aber beide PartnerInnen schließen die Augen.

# Bierdeckel-Parcours

Beim folgenden Spiel müssen die TeilnehmerInnen gehfähig sein. Die Spielleitung kann durch entsprechende Hilfestellung bzw. Paar- und Gruppenbildung den Schwierigkeitsgrad bestimmen und an die jeweilige Gruppe anpassen.
Das Spiel ist vorrangig ein Gleichgewichtstraining, übt aber auch Koordination und bei einzelnen Formen die Beweglichkeit.

## Spielmaterial:

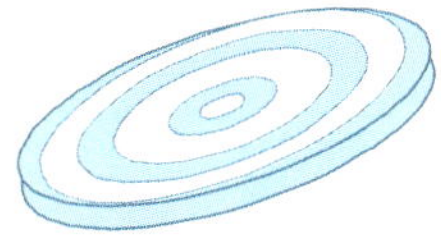

Bierdeckel (mindestens 20 Stück sollten vorhanden sein). Bierdeckel sind in der Regel kostenlos bei Gaststätten, Brauereien etc. erhältlich und bieten zahlreiche Spielmöglichkeiten.

## Spielregel:

Die Spielleitung legt im Raum einen Parcours aus Bierdeckeln aus. Der Abstand zwischen den Deckeln sollte einer durchschnittlichen Schrittlänge, also ca. 55-65 cm entsprechen.
Die TeilnehmerInnen bewegen sich hintereinander in einer Schlange über den Parcours, indem sie nur auf die Bierdeckel treten.
Der Schwierigkeitsgrad lässt sich variieren durch Positionsveränderung der Bierdeckel. Werden diese in einer Linie hintereinander gelegt, ist das Balancieren schwieriger als wenn immer ein Deckel links und einer rechts neben einer gedachten Mittellinie liegt.
Der Abstand zwischen den Deckeln kann verändert werden: große Abstände - große Schritte, kleine Abstände - kleine Schritte.

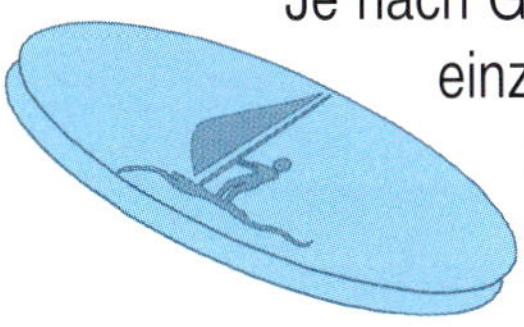

Je nach Gruppe, kann der Parcours von den TeilnehmerInnen einzeln allein bewältigt werden oder mit gegenseitiger Hilfestellung. So können z.B. Paare oder Dreier-Gruppen gebildet werden, von denen immer eine Person den Parcours überwindet und dabei von ein bzw. zwei anderen an den Händen gehalten wird.

**Achtung**: Abstände so wählen, dass Springen - und damit Rutschgefahr - vermieden wird!

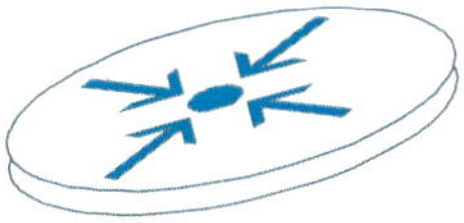

Je nach Untergrund/Fußbodenbelag, müssen die Bierdeckel ggfs. mit doppelseitigem Klebeband befestigt werden, damit die Deckel nicht rutschen!!!

**Veränderungsmöglichkeiten:**

- Die Gangart zur Bewältigung des Parcours wird jeweils vorher festgelegt: z.B. nur die Ballen aufsetzen und nicht über den Bierdeckel hinaustreten; vorwärts oder rückwärts gehen; seitwärts gehen mit Überkreuzen der Beine ...
- Wie oben, aber als zusätzliche Schwierigkeit muss etwas über den Parcours balanciert werden, das nicht herunterfallen darf: z.B. ein Bierdeckel auf dem Kopf; ein Bierdeckel, auf dem wie auf einem Tablett ein Plastikbecher oder - noch schwieriger - ein Ball transportiert wird ...
- Es gibt keinen festgelegten Parcours, sondern eine Strecke - z.B. von einer Wand zur anderen , die von allen TeilnehmerInnen unter Einsatz der Bierdeckel zurückgelegt werden muss. Je Person werden 3 Bierdeckel verteilt. Damit soll die Strecke überwunden werden, ohne jemals mit den Füßen direkt den Boden zu berühren. D.h. jeder Fuß kann auf einem Bierdeckel stehen, während der dritte Deckel immer wieder nach vorn gelegt wird, um sich so Stück für Stück dem Ziel zu nähern.

  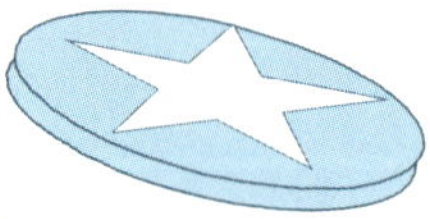

  Diese Form kann nur mit beweglichen Personen ausgeführt werden!

# Ich sage >Schulter<

Dieses Spiel kann mit gehfähigen Zielgruppen in der Fortbewegung und mit weniger mobilen am Platz, notfalls auch im Sitzen, gespielt werden. Die Spielleitung kann durch die Auswahl der Körperteile bzw. der Art der Bewegungen die Belastungsintensität bestimmen und an die jeweilige Gruppe anpassen. Das Spiel trainiert vor allen Dingen Reaktionsschnelligkeit, aber auch Informations-Verarbeitungs-Geschwindigkeit.

**Spielregel:**
Die Gruppe steht so, dass alle die Spielleitung gut sehen können. Ein Kreis ist gut geeignet, aber auch frontale Aufstellung und ähnliches ist möglich.
Die SpielerInnen sollen alle "Befehle" so befolgen, dass sie immer tun, was die Spielleitung sagt, aber nicht was sie tut. Sagt die Spielleitung also zum Beispiel >Schulter< und fasst sich tatsächlich an eine Schulter, müssen alle anderen diese Bewegung nachahmen. Spricht sie aber >Schulter< und fasst sich zum Beispiel an die Hüfte, so sollen alle Gruppenmitglieder ebenfalls an die Hüfte fassen (und nicht an die Schulter!!!).

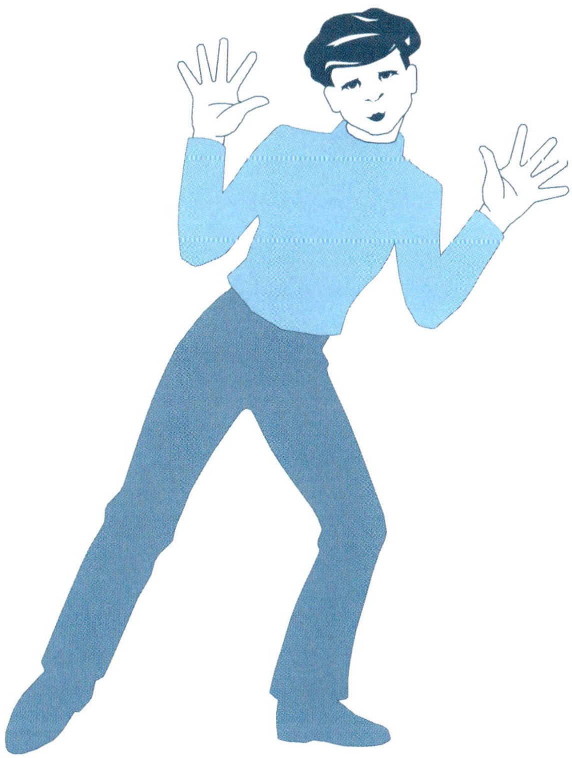

Alle Bewegungen können entweder ein- oder beidseitig, also mit linker bzw. rechter Hand oder mit linkem bzw. rechtem Bein ausgeführt werden oder mit beiden Extremitäten gleichzeitig. Wird die Entscheidung zwischen links und rechts

gefordert, ist die Übung schwieriger als bei beidseitiger Ausführung.
Je schneller die Anweisungen aufeinander folgen, desto schwieriger - und spaßiger - wird das Spiel.

**Veränderungsmöglichkeiten:**

- Die Aufgabenstellung wird genau umgedreht, d.h. alle sollen nachahmen, was gezeigt und nicht was gesprochen wird.
- Wie oben, aber es werden nicht nur Körperteile berührt, sondern Bewegungen ausgeführt. Die Spielleitung spricht dann zum Beispiel "Ich sage: gehen.", bleibt aber stehen oder "Ich sage: rechten Arm heben.", "Ich sage: setzen.", "Ich sage: klatschen." usw., und verbindet diese Aufforderung mit der passenden oder einer anderen Bewegung. Die anderen müssen immer schnell entscheiden, welche Bewegung sie nun tatsächlich ausführen sollen.

# Gemischter Buchstabensalat

Bei diesem Spiel sollten die MitspielerInnen gehfähig sein. Die Spielleitung kann durch die Angabe des Geh- bzw. Lauftempos die Belastungsintensität bestimmen und an die jeweilige Gruppe anpassen. Bei gemischten Gruppen eignet sich zügiges Gehen am besten.
Das Spiel trainiert neben Informationsverarbeitung und Ausdauer (je nach Tempo und Übungsdauer) auch die Kooperationsfähigkeit innerhalb der Gruppe.

### Spielregel:

Die Spielleitung überlegt sich ein Wort, das aus so vielen Buchstaben besteht, wie die Gruppe Mitglieder hat: zum Beispiel das Wort *FAHRRADLAMPE* bei 12 Personen.
Entsprechend bereitet sie 12 Blätter oder Pappschilder mit je einem Buchstaben vor. Die Schilder sollten mindestens DIN A 5-Größe haben, damit sie von allen auch aus größerer Entfernung gut gelesen werden können.

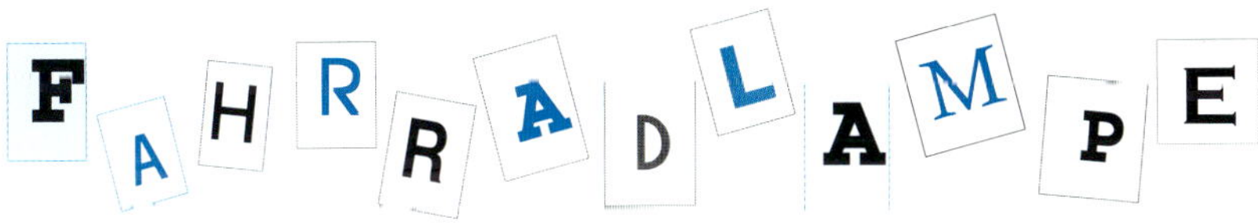


Jede(r) TeilnehmerInTeilnehmer erhält ein Buchstabenschild, das aber zunächst für die anderen nicht sichtbar sein sollte. Erst auf das Kommando der Spielleitung hin setzt sich die Gruppe in Bewegung und geht im Raum durcheinander. Dabei trägt jeder seinen Buchstaben für alle erkennbar vor sich her. .
Die Teilnehmenden verschaffen sich im Gehen zunächst einen Überblick, welche Buchstaben vorhanden sind. Anschließend geht es darum, sich in der Gruppe so zu formieren, dass ein sinnvolles Wort entsteht, bei dem alle Buchstaben verwendet werden. Wer glaubt, schon einen Teil des Wortes erkannt zu haben, kann versuchen, sich mit den Personen zusammenzufinden, die die benachbarten Buchstaben tragen. Glaubt zum Beispiel jemand,

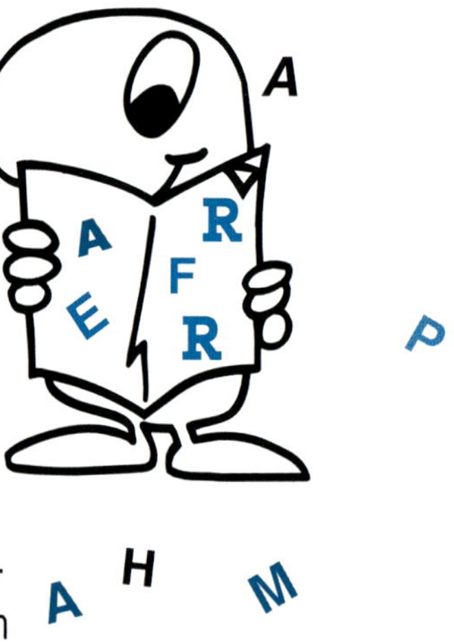


der oder die ein R trägt, es könne das Wortteil "RAD" enthalten sein, so gilt es, die Verbindung mit A und D zu suchen. Das wiederum kann die anderen Gruppenmitglieder auf die richtige Spur bringen und sie experimentieren weiter, setzen "FAHR" davor usw.

Wichtig ist, dass alle die gemeinsame Verabredung einhalten, sich nicht mit Worten zu verständigen. Zeichensprache, Mimik und Gestik sind erlaubt. Das Stehenbleiben während des Spiels ist strikt verboten. Es spielt sich also alles in der Fortbewegung ab.

Kommt die Gruppe allein der Lösung nicht näher, so sollte die Spielleitung nach angemessener Zeit kleine Hilfen geben, zum Beispiel einen Hinweis auf den Anfangsbuchstaben (ggfs. auch den zweiten, dritten ... Buchstaben) oder einen Tip zum Sachgebiet - Teil von einem Fortbewegungsmittel, es hat etwas mit Beleuchtung zu tun usw.

**Veränderungsmöglichkeiten:**

- Anstelle von Buchstaben werden Wörter verteilt, aus denen es einen sinnvollen Satz zu bilden gilt.

  Lange Wörter oder kurze Sätze werden in Silben zerlegt, und jedes Schild enthält eine Silbe anstatt des Buchstabens in der Ausgangsversion.

- Statt der Buchstabenschilder werden Bildkarten verteilt. Damit sollen die Teilnehmenden zusammengesetzte Substantive bilden und sich immer wieder neu zu entsprechenden Paaren formieren. Wer das Bild mit der SONNE hat, gesellt sich zu der Person, auf deren Schild eine UHR abgebildet ist (SONNEN-UHR). Bei jedem Signal der Spielleitung trennen sich die Paare wieder und suchen neue Partnerschaften. So kann dann die SONNE sich mit dem SCHIRM zusammentun, und die UHR wendet sich der Spielerin mit der KETTE (UHR-KETTE) zu usw..

# Rühr mich nicht an!

Dieses Spiel fördert die Kommunikation, weil immer zwei bis drei Personen gemeinsam üben. Außerdem trainiert es die Feinmotorik, die Geschicklichkeit und die Auge-Hand-Koordination. Das Spiel kann im Sitzen - also auch mit nicht gehfähigen Gruppen - ausgeführt werden, ist jedoch mit leichten Veränderungen auch bewegungsintensiver zu gestalten.

## Spielmaterial:

Je Paar bzw. Dreiergruppe ein Stück leicht gebogener dünner Draht, z.B. Blumendraht (ca. 100 bis 150 cm), und ein oder mehrere Ringe. Kommen mehrere Ringe zum Einsatz, so sollten sie sich möglichst in Material und Größe deutlich unterscheiden, um Veränderungen des Schwierigkeitsgrads zu ermöglichen (Gardinen-, Schlüssel-, Servietten-, Fingerringe ...).

## Spielregel:

Nach Möglichkeit sollten Dreiergruppen gebildet werden, die gemeinsam im Wechsel üben.
SpielerIn A hält den gebogenen Draht jeweils am Ende. Dabei sollten unbedingt die Arme auf den Tisch gestützt werden, damit der Draht wirklich ruhig in seiner Position bleibt. Ist der Draht sehr fest, genügt eine Person zum Halten. Gibt er nach, so sollte er mit SpielerIn B gemeinsam - an je einem Ende - gehalten werden. SpielerIn C soll seine bzw. ihre Geschicklichkeit unter Beweis stellen. Es gilt, den Ring an einem Ende über den Draht zu stülpen und so in Startposition zu bringen. Auf ein Startzeichen hin soll der Ring so bis zum anderen Drahtende bewegt werden, dass er den Draht möglichst nicht berührt.

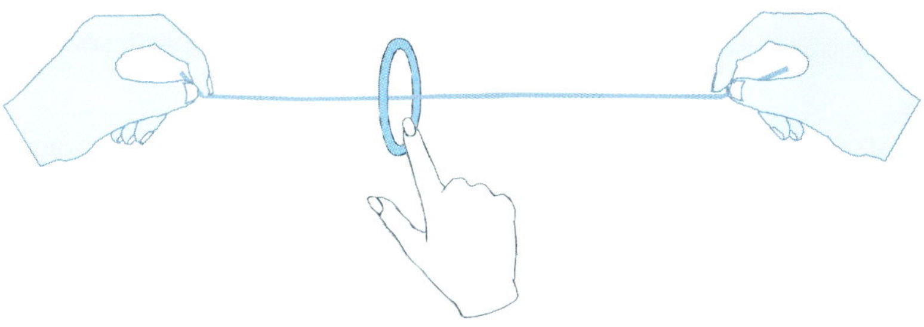

Jede Berührung mit dem Draht bedeutet einen Minuspunkt. Wer schafft es ohne Berührung?
Wird nur SpielerIn A zum Halten des Drahts benötigt, so kann SpielerIn B die Aufgabe des Schiedsrichters bzw. der -richterin übernehmen. Die Gruppen wechseln untereinander, bis alle einmal an der Reihe waren.
Je größer der Ring, desto einfacher ist die Übung. Mit kleinen Ringen ist schon eine ruhige Hand gefragt! Günstig ist, mit großen Ringen zu beginnen und mit etwas mehr Übung immer kleinere Durchmesser zu wählen.
Anfangs sollte der Draht nur wenig gebogen sein, damit alle zunächst mit der Aufgabe vertraut werden. Später lassen sich - je nach Geschick der Gruppe - Windungen einbauen, so daß die Herausforderung immer größer wird. Zum Schluss kann sogar eine Spirale entstehen. Natürlich ist dann ein Handwechsel erforderlich, um den Ring vom Anfang bis zum Ende zu bewegen.

**Veränderungsmöglichkeiten:**

- Sind die Aufgabenstellung und das Material nach einigen Versuchen vertraut und ist die Hand bei den meisten ruhig geworden, kann der Zeitfaktor mit ins Spiel gebracht werden. Die Spielleitung gibt ein Start- und ein Schlusszeichen. Nur wer den Ring in diesem Zeitraum bis zum Ende gebracht hat, kann Punkte einheimsen. 10 Punkte gibt's für diejenigen, die im Zeitrahmen geblieben sind. Für jede Berührung des Drahts wird ein Punkt abgezogen. Wer wird am Ende Punkt-SiegerIn?
- Komplizierter wird die Punkt-Wertung, wenn für jede Sekunde, die der Ring das Ziel früher erreicht, ein weiterer Punkt gutgeschrieben wird. Auf diese Weise gibt es einen Anreiz, neben der Genauigkeit auch noch die Schnelligkeit mit ins Spiel zu bringen.
- Für sehr bewegungsfreudige Gruppen kann - bei entsprechenden räumlichen Voraussetzungen - das Spiel bewegter gestaltet werden. Der Draht ist dann zu ersetzen durch aneinandergeknotete Seile, Wäscheleinen oder Taue, die von zwei SpielerInnen gehalten werden. Anstelle von kleinen Servietten- oder anderen Ringen kommen hier Tennisringe zum Einsatz. Mit der Stoppuhr lässt sich messen, wer am schnellsten ohne Berührung zwischen Tau und Ring vom einen zum anderen Ende läuft.

# Mannequin-Schule

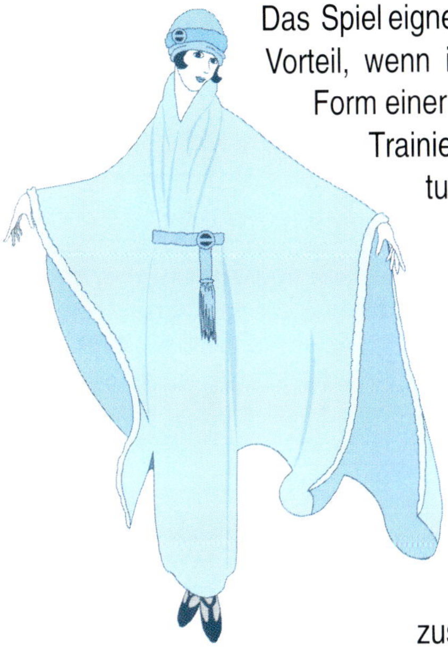

Das Spiel eignet sich für gehfähige Gruppen. Es ist von Vorteil, wenn im Übungsraum Bewegungsfreiheit in Form einer kleinen Freifläche zur Verfügung steht. Trainiert werden Geschicklichkeit, Körperhaltung und Gleichgewicht.

**Spielmaterial:**

Je Person 1 Buch. Es bietet sich an, die Übungsbücher, die ohnehin im Kurs gebraucht werden, einzusetzen. Die Bücher sollten nicht größer als DIN A 5 sein. Gegebenenfalls können weitere Materialien als Hindernisse bzw. als zusätzliche Erschwernis eingebaut werden, z.B. Bälle o.Ä.

Im Übungsraum (oder im Freien) wird ein kleiner Parcour als „Laufsteg" abgesteckt. In Räumen mit Parkett, Linoleum oder ähnlichen Fußböden eignet sich Tesa-Krepp zum schnellen Abkleben des „Laufstegs", bei Teppichböden können Seile, Wäscheleinen oder Ähnliches die Strecke anzeigen.
In engen Räumen verläuft der Parcours rund um den Tisch.

**Spielregel:**

Die TeilnehmerInnen stellen sich vor, sie besuchen eine Mannequin-Schule. Dabei gilt es, sich auf verschiedene Arten einzeln über den Laufsteg zu bewegen. Am Anfang wird nur frei mit seitlich ausgestreckten Armen balanciert - und möglichst nicht danebengetreten. Später werden weitere Aufgaben bzw. Schwierigkeiten eingebaut:

- ein Buch auf dem Kopf balancieren.

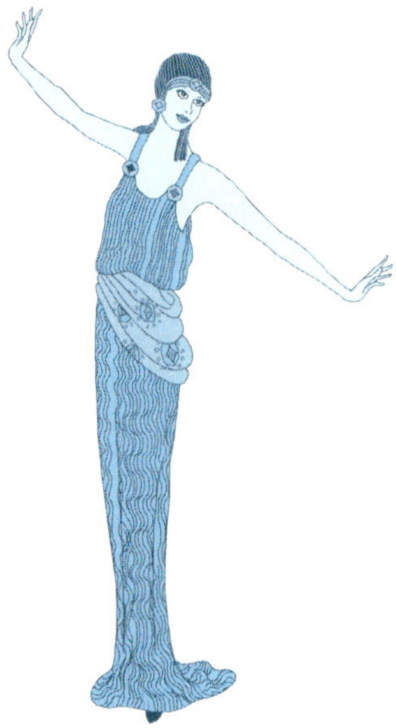

Mit dem Buch auf dem Kopf:

- eine halbe Drehung ausführen und wieder zum Ausgangspunkt zurückgehen,
- eine ganze Drehnung ausführen und zum Ende des Laufstegs weitergehen,
- beim Passieren des Laufstegs den anderen zunicken, ohne das Buch dabei zu verlieren,
- rückwärts gehen,
- seitwärts gehen,
- auf den Ballen gehen,
- im Gehen unterwegs einen Gegenstand vom Boden aufheben,
- unterwegs ein Hindernis überwinden, z.B. einen Bücherstapel, einen Ball o.Ä. übersteigen,
- zwischendurch 30 Sekunden auf einem Bein stehen,usw.

**Veränderungsmöglichkeiten:**

- Veränderungen lassen sich erzielen, indem die o.a. Übungen miteinander kombiniert oder durch Einsatz weiterer Materialien erschwert werden. Soll z.B. nicht nur ein Buch auf dem Kopf, sondern zusätzlich ein Tischtennisball auf einem Schläger mit ausgestrecktem Arm über den Laufsteg transportiert werden, so erhöht sich deutlich die Anforderung.
- Die Bildung von Paaren zum gemeinsamen Überwinden des Parcours schafft nicht nur weitere Schwierigkeiten, sondern sorgt gleichzeitig für Kommunikation zwischen den TeilnehmerInnen.
- Bei Bedarf können zusätzlich zu den Bewegungsübungen Aufgaben für geistiges Training eingebaut werden. Wer sich am Start mehrere Zeichen - Zahlen, Buchstaben, Symbole - kurz einprägt und diese am Ende des Laufstegs schnell aufschreiben soll, trainiert (je nach Länge des Laufstegs) in der Regel die Basis-Lern-Geschwindigkeit, bei sehr kurzem Parcours die Merkspanne. Aber auch viele andere Aufgaben für geistiges Training lassen sich an dieser Stelle einsetzen.

# Zitate

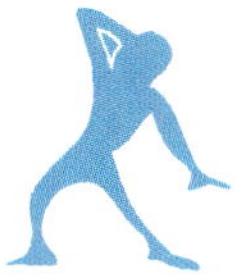

*Der Mensch spielt nur,*
*wo er in voller Bedeutung des Wortes*
*Mensch ist,*
*und er ist nur da ganz Mensch,*
*wo er spielt.*

*Friedrich von Schiller*

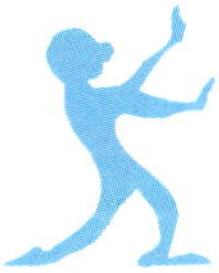

*Aus dem Spieltrieb*
*erwächst die Kunst.*

*Gerhart Hauptmann*

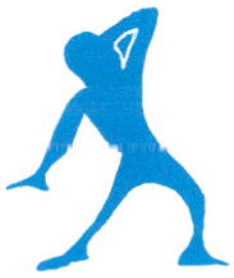

*Wer den Spieltrieb kennt,*
*weiß, welcher Zauber*
*ihm innewohnt.*

*Gerhart Hauptmann*

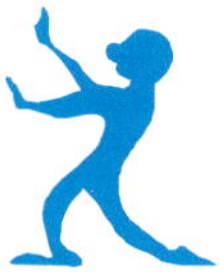

*Die Bindung,*
*der sich der Mensch*
*im Spiel frei unterwirft,*
*ist nicht Zwang, sondern Ordnung.*

*Johan Huizinga*

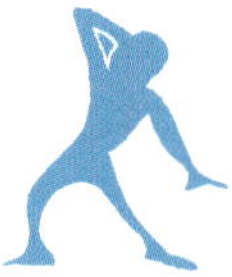

*Auch im Leben*
*spielen wir Karten.*
*Der eine hat Erfolg,*
*der andere nicht.*

*Michail Sostschenko*

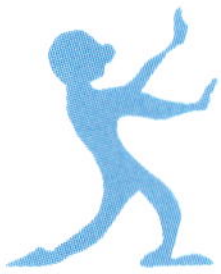

*So wie ein funkelnder Geist*
*die edelste und nützlichste Gabe*
*des Menschen ist,*
*so ist der Humor*
*die angenehmste ...*

*Jonathan Swift*

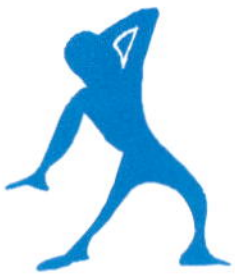

*Der Humor ist der*
*Regenschirm der Weisen.*

*Erich Kästner*

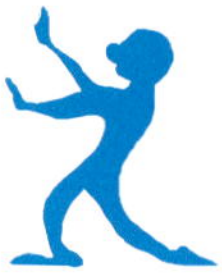

*Es gibt nichts Wunderbareres*
*und nichts Unbegreiflicheres*
*und nichts, was uns fremder wird*
*und gründlicher verlorengeht*
*als die Seele des spielenden Kindes.*

*Hermann Hesse*

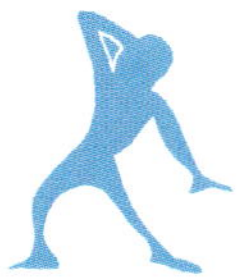

*Wo das Lachen verboten ist,*
*ist gewöhnlich*
*das Weinen auch nicht gestattet.*

*Stanislaw J. Lec*

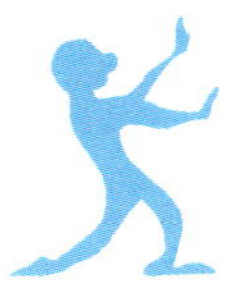

*Das Kind, das nicht spielt,*
*ist kein Kind,*
*aber der Mann, der nicht spielt,*
*hat für immer*
*das Kind verloren,*
*das in ihm lebte*
*und das ihm arg fehlen wird.*

*Pablo Neruda*

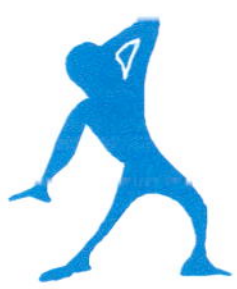

*Ein Mensch ohne Humor*
*ist überhaupt kein Mensch.*

*Bertolt Brecht*

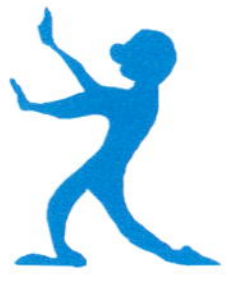

*Gott will, dass der Mensch*
*seinen Spaß haben soll.*

*Gilbert Keith Chesterton*

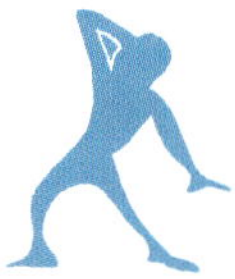

*Als Kind ist jeder Künstler.*
*Die Schwierigkeit liegt darin,*
*als Erwachsener*
*einer zu bleiben.*

*Pablo Picasso*

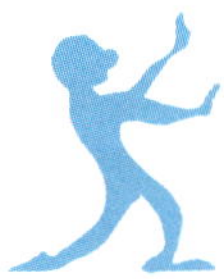

*Wir wurden ins Dasein geworfen*
*wie Würfel*
*aus einem Becher.*

*Thornton Wilder*

*Spiele und Leben*
*bilden eine Einheit -*
*magisch ineinander verwoben.*

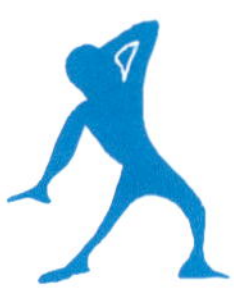

*Die Spiele*
*nehmen die kräftige Farbe*
*der Wirklichkeit an,*
*die Wirklichkeit hat*
*den schillernden Zauber*
*der Phantasie.*

*Klaus Mann*

Geistige Fitness kommt nicht von alleine. Man muss schon etwas dafür tun! Wer geistig leistungsfähiger sein möchte, sollte auf jeden Fall genau wissen, worauf es ankommt. Mit der Zeitschrift ***GEISTIG FIT*** sind Sie auf dem richtigen Weg. Sie erhalten Anregungen, Tipps und viele wirkungsvolle Übungen. Sie erfahren, wie wie man das Gehirn richtig in Schwung bringt.

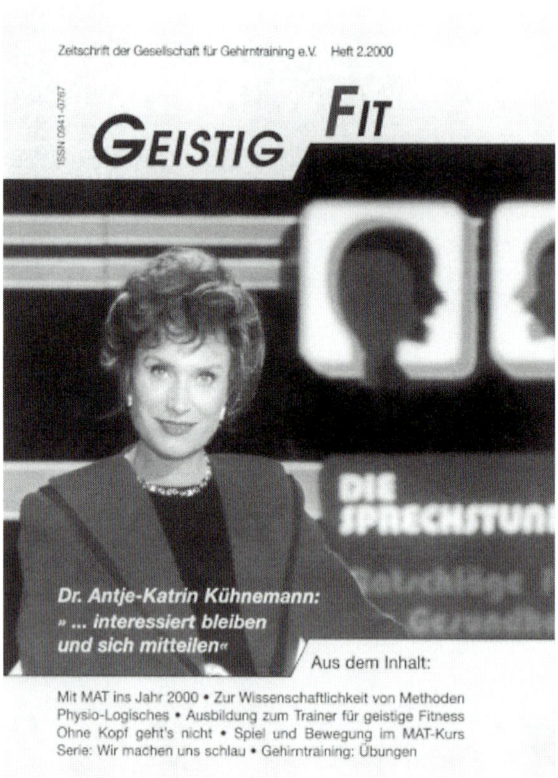


***GEISTIG FIT*** erscheint alle 2 Monate, also 6 mal im Jahr. Zu beziehen über die Mitgliedschaft bei der GfG oder im Abonnement über die GehirnJogger-Zentrale.

GehirnJogger-Zentrale • Postfach 1147 • 85552 Ebersberg
Fax: 08092-864949 • www.gehirnjoggerzentrale.de